Paul Mohr · Gesund durch Nahrungsergänzungsmittel

Paul Mohr

Gesund durch Nahrungs-ergänzungsmittel

So wirkt die orthomolekulare Medizin

Jopp
Oesch

2. Auflage 2004

Umschlaggestaltung: Kreativ Design Aumann, Wiesbaden
Druck und Bindung: Legoprint S.p.A., Lavis (TN)
Printed in Italy

ISBN 3-0350-5012-0

Gern senden wir Ihnen unser Verlagsverzeichnis:
Oesch Verlag, Jungholzstraße 28, CH-8050 Zürich
E-Mail: info@oeschverlag.ch

Unser Programm finden Sie im Internet unter:
www.oeschverlag.ch

Inhaltsverzeichnis

Vorwort

»Aus der Natur kommt die Krankheit,
und aus der Natur kommt die Arznei.«
PARACELSUS

Kosten von mehr als 60 Mrd. Euro werden pro Jahr durch ernährungsabhängige Krankheiten verursacht, das entspricht fast einem Drittel der gesamten Ausgaben für das Gesundheitswesen, die sich momentan auf etwa 200 Mrd. Euro belaufen.

Die Häufigkeit von ernährungsabhängigen Krankheiten belegt eindrucksvoll, daß ein Umdenken in der Ernährung heutzutage unbedingt notwendig ist. Wissenschaftler sind sich einig, daß etwa ein bis zwei Drittel aller Krankheiten entweder direkt oder indirekt durch eine falsche Ernährung verursacht werden. Zu den ernährungsbedingten Krankheiten gehören nicht nur Übergewicht, Fettstoffwechselstörungen, Arteriosklerose und Bluthochdruck als Risikofaktoren für Herzinfarkt und Schlaganfall. Auch Gicht, Diabetes, Morbus Alzheimer und viele andere Krankheiten werden durch Ernährungsfehler verursacht.

Neben den Herz-Kreislauf-Erkrankungen stehen Krebserkrankungen auf Platz 2 der aktuellen Todesursachenstatistik. Es ist mittlerweile durch viele großangelegte wissenschaftliche Untersuchungen erwiesen, daß mindestens 30–40 Prozent aller Krebserkrankungen zumindest teilweise durch ein Zuviel oder Zuwenig an bestimmten Nahrungsstoffen verursacht werden.

Nicht zuletzt sind noch die durch freie Radikale verursachten Erkrankungen zu nennen. Über 50 Krankheiten, wie z. B. Krebs, vorzeitige Alterungsprozesse (insbesondere Hautalterung), Arteriosklerose und Katarakt werden durch freie Radikale mitverursacht. Durch die zunehmende Umweltverschmutzung wird sich die Bedrohung durch freie Radikale in Zukunft noch verschärfen.

Da nun alle diese Erkrankungen durch eine falsche Ernährung verursacht werden, gibt das allerdings auch Anlaß zu der Hoffnung, sie durch eine vernünftige Ernährung zu verhindern oder sogar durch eine gezielte Lebensmittel- und Nährstoffauswahl zu behandeln.

Mittlerweile ist das Gesundheitsbewußtsein gestiegen. Vielfach werden aber Personen, die sich ernsthaft über eine gesunde Ernährung informie-

ren wollen, durch Berichte in den Medien verunsichert. Auch für Interessierte ist es oftmals schwer, sich in der Vielzahl der in den letzten Jahren vorgeschlagenen Ernährungsformen zurechtzufinden.
Oftmals wird Wunderkuren von zweifelhafter Herkunft mehr Vertrauen beigemessen als glaubwürdigen Forschungsergebnissen. Beliebt sind Diäten, die mit einer möglichst geringen Ernährungsumstellung in kurzer Zeit das Idealgewicht für immer versprechen.
Glüchlicherweise setzt sich jedoch zunehmend die Erkenntnis durch, daß eine Krankheitsprävention nicht durch einseitige Ernährungsformen, sondern nur durch eine Ernährungstherapie, die sich auf wissenschaftliche Erkenntnisse stützt, gewährleistet ist. Eine gezielte Nahrungsauswahl, kombiniert mit einer gesunden Lebensweise, schafft die Grundlagen für eine Heilung. Eine aktivstoffreiche Ernährung ist auch die Voraussetzung für eine intakte Immunabwehr; sie schützt vor Herz-Kreislauf-Erkrankungen und garantiert Gesundheit und mehr Lebensqualität.
Jährlich sterben viele Tausende Menschen in Mitteleuropa an Krebs und Herz-Kreislauf-Krankheiten. Herzinfarkt, Schlaganfall und Krebs in seinen unterschiedlichen Ausprägungen verursachen die meisten Todesursachen und gehören damit mittlerweile zu den gefährlichsten Zivilisationskrankheiten.
Die wissenschaftlichen Untersuchungen, die belegen, daß es einen Zusammenhang zwischen dem Auftreten von Krankheiten wie Herz-Kreislauf-Erkrankungen, Krebs und Stoffwechselerkrankungen sowie vorzeitigen Alterungsprozessen und einem Mangel an bestimmten Nährstoffen gibt, sind mittlerweile auf eine unüberschaubare Zahl angewachsen.
Basierend auf wissenschaftlichen Forschungsergebnissen kann man Nahrungsmittel heute gezielt bei bestimmten Krankheiten einsetzen. So läßt sich zum Beispiel durch Vitamin B_3 (Niacin) der Cholesterinspiegel senken; Migräneattacken kann man durch Vitamin B_2 (Riboflavin) therapieren; Fischgerichte und Rotwein verhindern Alzheimer-Krankheit; Vitamin C schützt vor Herzinfarkt, und Vitamin E neutralisiert freie Radikale und schützt somit vor Krebs. Das sind nur einige Beispiele der frappierenden Ergebnisse der modernen Ernährungsforschung, durch die es heute möglich ist, den gefährlichsten Zivilisations- und Alterskrankheiten vorzubeugen. Das Verblüffende daran ist, daß man alle diese positiven Wirkungen der Ernährungstherapie nutzen kann, ohne sich vor Nebenwirkungen fürchten zun müssen, die bei der herkömmlichen Arzneimitteltherapie immer vorprogrammiert sind.
Das vorliegende Buch diskutiert anhand der neuesten Forschungsergebnisse die effektivsten Ernährungstherapien und ihre Auswirkungen auf Gesundheit und Lebensqualität.

Durch die zahlreichen Querverweise soll es auch Einsteigern erleichtert werden, die Thematik der Ernährungstherapie besser zu verstehen. Besondere Erwähnung finden Hinweise, durch die man die neuesten wissenschaftlichen Erkenntnisse gewinnbringend ins tägliche Leben übertragen kann.
Als Leser werden nicht nur Ärzte, Ernährungswissenschaftler und Heilpraktiker angesprochen, sondern jeder, der sich die Erkenntnisse der modernen Ernährungstherapie nach dem Motto »Vorbeugen ist besser als Heilen» für eine gesunde Ernährung und Lebensführung zunutze machen möchte. Jeder einzelne sollte sich für diese Thematik interessieren. Er wird belohnt mit Gesundheit und geistiger sowie körperlicher Vitalität, die auf einfache, preiswerte und schmackhafte Weise ohne schädliche Nebenwirkungen zu erhalten ist.
Gerade die immer wieder aktuelle Diskussion um die Kosten im Gesundheitswesen macht es notwendig, daß die Erkenntnisse der modernen Ernährungsforschung einer breiteren Öffentlichkeit zugänglich gemacht werden.

Ernährungsabhängige Krankheiten

Akne

Ein der häufigsten Hauterkrankungen

Über drei Viertel aller Jugendlichen und jungen Erwachsenen sind von der Akne betroffen. Sie ist somit eine der häufigsten Hauterkrankungen. Die Akne zeigt sich besonders während der Pubertät und kommt durch die hormonelle Umstellung zustande, die sich auch auf die Talgdrüsen und die Zusammensetzung ihres Sekretes auswirkt. Das von den Talgdrüsen produzierte Sekret muß normalerweise für eine Feuchterhaltung der Haut und der Haare sorgen. Wenn die Talgdrüse verstopft ist, kann das Sekret nicht abfließen, und es kommt in der geschwollenen Talgdrüse zu einer Vermehrung von Bakterien. Dies führt nun zu einer Entzündung und zu den bekannten Hauterscheinungen Mitessern und Pusteln im Gesicht.

Hormonelle Umstellung

Verstopfte Talgdrüse

Ursachen

Mehrere Faktoren

An der Entstehung von Akne scheinen mehrere Faktoren beteiligt zu sein. Es gibt keine einzelne Ursache, sondern es spielen immer viele Faktoren zusammen. Hormone (besonders die männlichen Andro-gene), fettige Haut, Verhütungspillen, Streß und besonders Ernährungsfaktoren werden als Auslöser genannt.

Auch genetische Faktoren spielen bei der Entstehung von Akne eine Rolle.

Ernährungsempfehlungen

Auslöser sind Fett und Schokolade

Untersuchungen haben gezeigt, daß besonders Fett und Schokolade als Auslöser für Akne in Frage kommen. Aber auch die folgenden Lebensmittel scheinen für die Auslösung von Akne verantwortlich zu sein:

Weitere auslösende Lebensmittel

Wurst, Seefisch, Käse, Vollmilch, scharfe Gewürze, Kaffe, alkoholische Getränke, Schweinefleisch, Nüsse, Cola-Getränke, Schweineschmalz, Margarine und andere Speisefette, gebratene Nahrungsmittel, Süßigkeiten, süßes Gebäck.

Individuelle Eliminationsdiät

Allgemeingültige Empfehlungen können trotz der vielen praktischen Erfahrungen jedoch nicht gemacht werden. Es ist für jeden einzelnen Betroffenen wichtig, durch eine Eliminationsdiät herauszufinden, welche Faktoren bei ihm die Akne auslösen, und diese Ernährungsfaktoren in Zukunft zu meiden.

Weitere Möglichkeiten sind kinesiologische Austestungen der Lebensmittel oder eine EAV-Testung (Elektro-Akupunktur nach Voll).

Altersbeschwerden / Ernährung im Alter

Zahl der älteren Menschen steigt an

Aufgrund der Bevölkerungsentwicklung steigt die Zahl der älteren Menschen kontinuierlich an. Dabei ist das chronologische Alter bei vielen Menschen deutlich verschieden vom biologischen Alter, wobei es allerdings nicht ganz eindeutig ist, wie das biologische Alter zu definieren ist. Es ist wünschenswert, daß mit dem Alter nicht die Lebensqualität sinkt, sondern daß sich die Menschen auch im höheren Alter körperlich und geistig fit und leistungsfähig fühlen.

Lebensqualität sollte nicht sinken

Ernährung hat hohe Bedeutung im Alter

Der Ernährung kommt eine sehr hohe Bedeutung bei der Gesunderhaltung von älteren Menschen zu. Sie ist einer der wichtigsten Faktoren. Eine falsche Ernährung führt zu einer Vielzahl von Krankheiten und begünstigt vorzeitige Alterserscheinungen.

Ziel der altersgemäßen Ernährung

Ziel einer altersgemäßen Ernährung ist es, auf die individuellen Bedürfnisse der alten Menschen einzugehen. So leiden viele alte Menschen an Zahnproblemen mit einer damit verbundenen eingeschränkten Kaufähigkeit, einer veränderten hormonellen Regulation und einer verminderten Funktion der inneren Drüsen (endokrine Sekretion). Besonders die eingeschränkte Abgabe von Enzymen aus der Bauchspeicheldrüse erschwert die Protein- und Fettverdauung, denn aus der Bauchspeicheldrüse (Pankreas) stammen Verdauungsenzyme oder deren Vorstufen.

Es treten vermehrt Altersgastritis, Leberveränderungen und eine verminderte Funktion (Motilität) der Dünndarmzotten auf. Die Resorptionsfähigkeit bleibt jedoch erhalten.

Abnahme des Grund- und Leistungsumsatzes

Es kommt bei älteren Menschen zu einer Abnahme des Grund- und Leistungsumsatzes. Aufgrund Rücktritt aus dem Berufsleben, Verkleinerung des Familienhaushalts und einer eingeschränkten Bewegungsfreiheit/Beweglichkeit durch Gelenkbeschwerden usw. verringert sich die körperliche Aktivität älterer Menschen. Da aber die Ernährungsgewohnheiten nicht verändert werden, führt dies vielfach zu Übergewicht.

Übergewicht und Gelenkbeschwerden sind Ursache von Bewegungsmangel

Dieses und Gelenkbeschwerden sind dann Ursache von Bewegungsmangel. Das ist sehr ungünstig, da ein bestimmtes Ausmaß an körperlicher Bewegung für die Gesunderhaltung notwendig ist. So ist ein gemeinsames Merkmal von Hundertjährigen die auch im hohen Alter beibehaltene körperliche Aktivität.

Wie stark der Grundumsatz und damit der Kalorienbedarf von älteren Menschen sinkt, zeigt die folgende Tabelle.

Energiebedarf des Menschen

Energiebedarf des Menschen bei unterschiedlichem Lebensalter (nach Huth & Kluthe, 1986)

Alter, Jahre	20	30	40	50	60	70
Energiebedarf in %	100	97	94	86	79	65

Nahrungsbedarf

Vollwertige, ausgewogene Mischkost

Eine möglichst vollwertige, ausgewogene Mischkost sollte den beschriebenen Veränderungen des älteren Menschen entsprechen. Eine verminderte Gesamtenergieaufnahme berücksichtigt den gesunkenen Grundumsatz und Energiebedarf. Die DGE empfiehlt für Frauen über 65 Jahre eine durchschnittliche Energiezufuhr von 1700 kcal (7000 kJ) pro Tag und für Männer 1900 kcal (8000 kJ) pro Tag.

1700 kcal für Frauen und 1900 kcal für Männer

Nahrungsfette

Verminderung der Fettaufnahme

Aufgrund des verringerten Gesamtenergiebedarfs sollte eine Verminderung der Fettaufnahme angestrebt werden. Dabei ist es wichtig, besonders auf die versteckten Fette zu achten. Viele ältere Menschen bevorzugen eine relativ fetthaltige Kost und verzehren die Hälfte der täglich aufgenommenen Fettmenge in Form der »versteckten Fette«, z. B. in Form von Eiern, Wurst, Käse, Gebäck, Soßen usw. Und dies, obwohl fetthaltige Mahlzeiten von älteren Menschen meist schlechter vertragen werden.

Versteckte Fette

Um einer zu hohen Zufuhr von gesättigten Fetten vorzubeugen und die ausreichende Aufnahme von essentiellen Fettsäuren sicherzustellen, sollten daher pflanzliche Streich- und Kochfette aus Sonnenblumen, Maiskeimen usw. bevorzugt werden.

Pflanzliche Streich- und Kochfette

Kohlenhydrate

Keine leeren Kalorien essen

Der Verzehr von Lebensmitteln mit vielen sog. »leeren Kalorien« sollte stark eingeschränkt werden (z. B. in Süßigkeiten, Limonaden, alkoholischen Getränken). Einerseits wird dadurch Übergewicht und Altersdiabetes gefördert. Außerdem besteht bei älteren Menschen eine verringerte Kohlenhydrattoleranz, d. h., besonders niedermolekulare Kohlenhydrate werden schlecht vertragen. Ein zweiter Grund, »nackte Kalorien» zu vermeiden, ist die Problematik, daß es bei der verminderten Gesamtener-

Verringerte Kohlenhydrattoleranz

gieaufnahme schwieriger wird, die essentiellen Nährstoffe in genügender Menge aufzunehmen, wenn nicht eine gewisse Nährstoffdichte gewährleistet wird (zur Definition des Begriffes »Nährstoffdichte« siehe Glossar).

Kohlenhydratquellen

Generell sollten die Kohlenhydrate also mittels dunkler Brotsorten, Kartoffeln, Hülsenfrüchten und Getreideprodukten aufgenommen werden. Diese Kohlenhydratquellen enthalten viele Mineralstoffe, Vitamine und Ballaststoffe.

Labiler Kohlenhydratstoffwechsel

Da bei älteren Menschen häufig ein labiler Kohlenhydratstoffwechsel mit einer verminderten Kohlenhydrattoleranz oder Unterzuckerung (Hypoglykämie) auftritt, sollten diese darauf achten, möglichst viele kleinere Mahlezeiten zu sich zu nehmen. 5 kleinere Mahlzeiten am Tag sorgen für eine Konstanthaltung des Blutglukosespiegels und wirken einer Hypoglykämie entgegen. Da Fruchtzucker (insulinunabhängig) besser vertragen wird als Traubenzucker, ist Obst als Zwischenmahlzeit empfehlenswert.

5 kleine Mahlzeiten am Tag

Obst als Zwischenmahlzeit

Proteine (Eiweiße)

Der Proteinumsatz verringert sich ebenfalls bei älteren Menschen. Proteinverluste werden also auch langsamer wieder ausgeglichen. Trotzdem ist die auch für jüngere Erwachsene gültige Empfehlung von 0,8 g Protein pro kg Körpergewicht ausreichend, um den Proteinbedarf zu decken. Eine höhere Eiweißzufuhr wäre zudem bei den im Alter gehäuften Nierenfunktionsstörungen nicht zu vertreten.

0,8 g Protein pro kg Körpergewicht

Nährstoffdichte berücksichtigen

Auch bei der Proteinzufuhr ist die Nährstoffdichte zu berücksichtigen und problematisch bei den üblichen Verzehrgewohnheiten und bei der üblichen Heimverpflegung. Um 55 g Protein in 1900 kcal unterzubringen, müssen proteinreiche und fettarme Nahrungsmittel gewählt werden. Die Proteine sollten hochwertig sein. Wenn man pflanzliche Nahrungsmittel geschickt kombiniert (Stichwort Biologische Wertigkeit!), kann man Eier, Fleisch und Fleischwa-

Hochwertige Eiweiße

ren meiden und mehr Getreideprodukte, Hülsenfrüchte und Fisch essen. Dadurch werden Cholesterinzufuhr, Purinzufuhr und Fettzufuhr verringert!

Ballaststoffe

Ballaststoffreiche Lebensmittel essen

Verringerte Darmbewegung

Entgegen der häufig vertretenen Ansicht werden Ballaststoffe nicht generell schlecht vertragen, sondern es gibt große individuelle Unterschiede. Aufgrund der positiven Wirkungen der Ballaststoffe (siehe Kapitel Ballaststoffe im 2. Teil des Buchs) sollten auch ältere Menschen ballaststoffreiche Lebensmittel konsumieren. Die Vorteile einer ballaststoffreichen Ernährung gelten auch für Ältere. Eine faserreiche Ernährung fördert die bei älteren Menschen verringerte Darmbewegung (Darmperistaltik). So kann das in dieser Bevölkerungsgruppe häufigste Verdauungsproblem, die Obstipation, oftmals auch ohne Abführmittel therapiert werden.

Mineralstoffe und Spurenelemente

Besonders Eisen, Zink, Magnesium, Kalzium und Selen werden von älteren Menschen häufig nicht in ausreichender Menge aufgenommen.

Vitamine

Bei älteren Menschen findet man häufig eine Unterversorgung bei folgenden Vitaminen: B_{12}, D, C, B_1, B_2, B_6, Niacin und Folsäure.

Flüssigkeitsbedarf

Mindestens 1,5 l Flüssigkeit pro Tag

Austrocknungserscheinungen

Auf eine ausreichende Flüssigkeitszufuhr muß unbedingt geachtet werden. Mindestens 1,5 l pro Tag sind nötig, um einem labilen Elektrolytgleichgewicht gerecht zu werden. Da das Durstgefühl bei älteren Menschen oft nachgelassen hat, wird ein Wasserverlust des Körpers mit anschließenden Austrocknungserscheinungen (Dehydratation mit Exikose) oft nicht bemerkt. Daher ist das Bereitstellen der abgemessenen Flüssigkeitmenge zum Beispiel in Form von Mineralwasserflaschen evtl. hilfreich, damit eine ausreichende Flüssigkeitsaufnahme eingehalten wird.

Natrium-unterversorgung

Durch Erbrechen und Durchfälle kann es leicht zu einer Natriumunterversorgung kommen (Hyponatriämie). Dies führt zu Reizbarkeit, Nervosität, Lethargie oder Apathie, die aber als »altersbedingte» Symptome oftmals unerkannt bleiben und nicht darauf reagiert wird, bis gefährliche Stoffwechselentgleisungen auftreten.

Niereninsuffizienz

Außerdem können große Natrium- oder Wasserverluste bei älteren Menschen leicht eine Niereninsuffizienz verursachen.

Alzheimer-Krankheit

Häufigste Form der Demenz

Die Alzheimer-Krankheit ist die häufigste Form der Demenz. Mit Demenz bezeichnet man den langsam fortschreitenden Verlust von Gehirnzellen, der zu einem Verlust des Kurzzeitgedächtnisses, zu verlangsamtem Denken, Verwirrung und Orientierungslosigkeit und zu Persönlichkeitsveränderungen führt. Der Betroffene verliert die Fähigkeit zu sprechen oder zu verstehen. Etwa 10 % der über 65jährigen und über 30 % der über 85jährigen sind von Demenz betroffen.

Häufigkeit der Demenz

Verlust von Gehirnzellen

Die Demenz vom Typ Alzheimer ist charakterisiert durch einen Verlust der Gehirnzellen, die den Neurotransmitter (Botenstoff) Acetylcholin erzeugen.

Therapieempfehlungen

Ernährungstips

Nach Untersuchungen gibt es einige Ernährungstips, durch die man sich vor Alzheimer schützen kann.
Die Aufnahme von Cholesterin und gesättigten Fettsäuren sollte man senken, dagegen sollte man mehr Fisch essen und weniger Fleisch- und Wurstwaren.

Rotwein

Auch der moderate Genuß von Rotwein soll das Alzheimer-Risiko senken. Menschen, die täglich zwischen ¼ und ½ Liter Wein trinken, sollen weniger Risiko für eine Alzheimer-Demenz zu entwickeln, als Menschen, die gar keinen Alkohol oder höchstens ¼ Liter Wein pro Tag trinken. Ärzte der Universität Bordeaux haben in einer Untersuchung an 3777 Männern und Frauen über 65 Jahren festgestellt, daß 3 Jahre nach Studienbeginn 99 Probanden eine Demenz entwickelt hatten, davon 66 eine Demenz vom Alzheimer-Typ. Von den gemäßigten und schweren Trinkern waren lediglich 0,9 bzw. 1,6 % dement geworden, während 4,9–5,1 % der Nichtalkoholiker und leichten Trinker Symptome einer Demenz aufwiesen. Ob diese Untersuchungen nur für Bordeauxwein gelten, war der Studie nicht zu entnehmen (Brit. Med. J. 1997, 314, 997). Allerdings muß darauf hingewiesen werden, daß Alkohol eine Reihe von schädlichen Nebenwirkungen hat und daher allerhöchstens ein moderater Alkoholkonsum zu empfehlen ist.

Moderater Alkoholgenuß

In einer Untersuchung wurde bei einer großen Zahl von Alzheimer-Patienten ein Thiaminmangel festgestellt. Möglicherweise hat dieser die Gehirnfunktion negativ beeinflußt.

Nährstoffempfehlungen

Vitamine der B-Gruppe

Bei Gehirnerkrankungen wie der Demenz des Typs Alzheimer sind die Vitamine der B-Gruppe unbedingt zu empfehlen.

Vitamin B_1 (Thiamin): Initialdosis von 1 g täglich während 2 Wochen, danach 100 mg Erhaltungsdosis.

Niacin: 100 mg Erhaltungsdosis

Vitamin B_{12}: Psychische Störungen können sich bei diesem Vitamin schon bemerkbar machen, wenn der Vitamin-B_{12}-Spiegel im Blut noch normal ist. 1 mg pro Tag als intramuskuläre Injektion 1 Woche lang, danach eine Injektion wöchentlich.

Folsäure: 2–5 mg pro Tag

Pantothensäure: 100 mg pro Tag
Lecithin: Pantothensäure und Lecithin sind notwendig für den Aufbau des Gehirnbotenstoffs Acetylcholin.
L-Carnitin: 1,5–2 g
Zink: 50-–100 mg
Antioxidanzien:
Vitamin E: 800 mg
Vitamin C: 200 mg
Betakarotin: 10 mg
Selen: 100 µg
Alle Antioxidanzien gibt es meist als Einzelnährstoffe oder in Form von Fertigmischungen, z. B. Anti Ox von Burgerstein/Switamin.

Ernährungsfaktoren

Freie Radikale als Verursacher der Alzheimer-Krankheit

Die freien Radikale gelten auch als Verursacher für die Alzheimer-Krankheit. Daher empfiehlt es sich, unbedingt auch auf einen ausgewogenen Antioxidanzienstatus zu achten.

Schwermetall-belastung

Schwermetallbelastung, insbesondere mit Aluminium, soll auch eine Rolle bei der Entstehung von Alzheimer spielen. Eine gezielte Untersuchung, z. B. durch eine Haar-, Blut- oder Urinanalyse, kann hier Aufschluß bringen. Meiden sollte man sicherheitshalber Aluminiumkochtöpfe, Alufolie und bestimmte Medikamente (z. B. Antazida, bestimmte Aspirinsorten).

Arteriosklerose und Gefäßerkrankungen

Allgemeines über Gefäßerkrankungen

Unterteilung

Die große Gruppe der Gefäßerkrankungen unterteilt man in Erkrankungen der Arterien, der Venen und des Lymphgefäßsystems.

In die 1. Gruppe gehören so gefährliche Krankheiten wie Angina pectoris, Herzinfarkt und Schlaganfall. In die 2. Gruppe der Gefäßkrankheiten gehören die Venenleiden, also Krampfadern, Venenentzündungen und Venenthrombosen.
Zur 3. Gruppe gehören die Erkrankungen des Lymphgefäßsystems.(z. B. Lymphstau in den Beinen).

Erkrankungen der Arterien

Ernstzunehmende Bedrohung

Erkrankungen der Arterien sind eine ernstzunehmende Bedrohung. Herz-Kreislauf-Erkrankungen verursachen in den westlichen Industrieländern die meisten Todesfälle. Bei über 850 000 Todesfällen 1998 in der Bundesrepublik Deutschland starben über 411 000 Personen, also fast der Hälfte davon, an Herz-Kreislauf-Erkrankungen.

83 000 Tote mit Herzinfarkt

Von diesen Todesfällen sind wiederum über 83 000 Tote auf einen Herzinfarkt zurückzuführen. Von den jährlich etwa 200 000 auftretenden Schlaganfällen führen etwa ein Drittel zum Tode.

Herzinfarkt und Schlaganfall

Herzinfarkt und meist auch Schlaganfall werden durch arteriosklerotische Veränderungen der großen Arterien verursacht. Insgesamt macht man für einen sehr großen Anteil der Herz-Kreislauf-Erkrankungen arteriosklerotische Veränderungen der Gefäße, volkstümlich oft auch *Gefäßverkalkung* genannt, verantwortlich.

Gefäßverkalkung

Die Bedeutung der arteriosklerotischen Gefäßveränderungen wird klar, wenn man sich die Folgen dieser Erkrankung veranschaulicht. Die Arteriosklerose ist verantwortlich für die Entstehung der koronaren Herzkrankheit (dazu gehören Herzinfarkt, Angina pectoris, Herzrhythmusstörungen und Herzleistungsschwäche), für Schlaganfall und für die sog. peripheren Verschlußkrankheiten, wie Raucherbein. Damit sind die Arteriosklerose und die durch sie verursachten Herz-Kreislauf-Erkrankungen die Todesursache Nr. 1 in den westlichen Industrienationen.

Todesursache Nr. 1

An den peripheren Durchblutungsstörungen der Gliedmaßen, volkstümlich als Raucherbein oder Schaufensterkrankheit bezeichnet, leiden etwa 5 bis 10% aller Erwachsenen. Wegen einer arteriellen Verschlußkrankheit der unteren Arterien müssen bei uns bei etwa 35 000 Menschen Amputationen durchgeführt werden. Experten gehen davon aus, daß etwa 80% der Amputationen durch eine rechtzeitige und sinnvolle Therapie verhindert werden könnten.

Raucherbein

35 000 Amputationen

Die Durchblutungsstörungen des Gehirns und der Sinnesorgane führen bei den Betroffenen ebenfalls zu schwerwiegenden Folgen. Besonders die Durchblutungsstörungen des Gehirns mit Konzentrationsschwäche, mangelndem Denkvermögen, Vergeßlichkeit, Schwindelanfällen, unbeholfener Sprache mit Wortfindungsstörungen führen zu großen Problemen bei den Betroffenen. Auch Persönlichkeitsveränderungen können die Folge einer Zerebralsklerose sein. Die Betroffenen werden aggressiv und cholerisch.

Durchblutungsstörungen des Gehirns

Was ist Arteriosklerose?

Die häufigste Erkrankung der Schlagadern (Arterien) ist die Arteriosklerose. Dabei kommt es zu einer schleichenden, immer stärker werdenden Verdickung und Verhärtung der Gefäßwände. Dies geschieht durch die Einlagerung von Fettstoffen, Kalzium (Kalk) und Bindegewebsbestandteilen und führt dazu, daß der Durchmesser des Blutgefäßes immer kleiner wird. Die Folge sind Störungen in der Blutversorgung der betroffenen, durch die Gefäße versorgten Körperteile. Meist kommt es zu einem generalisierten Auftreten, d. h., es werden alle Arterien mehr oder weniger stark betroffen.

Häufigste Erkrankung der Schlagadern

Durchmesser des Blutgefäßes wird kleiner

Wie entsteht die Arteriosklerose?

Der auslösende Vorgang bei der Entstehung einer Arteriosklerose ist eine Schädigung der inneren

Schädigung der inneren Zellschicht

Zellschicht der Gefäßwand (Endothel). Diese Schäden werden verursacht, wenn auf die Zellen des Endothels dauerhaft bestimmte Schadstoffe und Gefäßgifte einwirken. Die wichtigsten schädigenden Einflüsse sind ein ständig erhöhter Blutzuckerspiegel, überhöhte Fett- und Cholesterinwerte, Nikotin und andere Stoffe des Tabakrauchs und ein ständig erhöhter Blutdruck.

Schädigende Einflüsse

Durch die fortdauernde Einwirkung dieser Faktoren werden die Zellmembranen der inneren Arterienwände zuerst geschädigt. Sie können ihre Filterfunktion nicht mehr aufrechterhalten, es kommt zu einem ungeregelten Stoffeinstrom in die Endothelzellen, die dadurch anschwellen. Anschließend setzen sich fetthaltige Eiweiße und Fibrinogene in der Gefäßinnenschicht ab. Dies führt schließlich zu Entzündungsprozessen der Arterienwand.

Zellmembranen der inneren Arterienwände werden geschädigt

Entzündung der Arterienwand

Dadurch werden über Botenstoffe die Thrombozyten (Blutplättchen) angelockt, die sich an der rauhen, vernarbten Schicht der inneren Arterienwände anlagern. Diese Zellen sorgen normalerweise für die Abdichtung von undichten Stellen, also für die Blutgerinnung. Sie treten aber auch in diesem Fall in Funktion, und so bilden sich Blutgerinnsel (Thrombus).

Anlagerung von Thrombozyten

Blutgerinnsel

Diese Prozesse verstärken sich nun gegenseitig, es kommt zu weiteren Entzündungsreaktionen, Narbenbildungen und Blutgerinnseln. Im späteren Stadium kommt es dann zu Kalkeinlagerungen. Es entstehen schließlich sog. Plaques, die ganze Bereiche des Endothels bedecken, in das Gefäß ragen und es so verengen. Durch die Verengung der Gefäße kommt es zu einer mangelhaften Durchblutung der von den Arterien versorgten Körperregionen. Je nachdem, welche Arterien betroffen sind, kommt es zu den charakteristischen Mangelerscheinungen (siehe nebenstehende Tabelle).

Kalkeinlagerungen

Plaques

Mangelhafte Durchblutung

Verengte Arterie	Symptome bzw. Krankheiten
Herzkranzgefäße:	Herzinfarkt, Angina pectoris, Herzmuskelschwäche, Herzrhythmusstörungen
Hirngefäße:	Schlaganfall, Ohrgeräusche, Abnahme des Hörvermögens, Schwindel, Sehstörungen, Gedächtnisstörungen, Konzentrationsschwäche, Persönlichkeitsveränderungen
Hals- und Nackenschlagadern:	Schlaganfall, Konzentrations- und Gedächtnisstörungen
Becken- und Beinarterien:	Raucherbein, sog. Schaufensterkrankheit, Schmerzen beim Gehen, offene Beine (Gangrän)
Hirnhaut- und Kopfadern:	Kopfschmerzen, Migräne

Risikofaktoren für arteriosklerotische Gefäßveränderungen

Die Entstehung einer Arteriosklerose wird durch eine Reihe von Bedingungen begünstigt. Am wichtigsten sind: Bluthochdruck (Hypertonie), Fettstoffwechselstörungen (zuviel Gesamt- und LDL-Cholesterin, zuwenig »gutes« HDL-Cholesterin), Zigarettenrauchen, Zuckerkrankheit (Diabetes mellitus). Aber auch Bewegungsmangel, erhöhte Harnsäurewerte (Hyperurikämie), Übergewicht, Streß und Alkoholmißbrauch begünstigen die Entstehung der Arteriosklerose.

Bluthochdruck, Fettstoffwechselstörungen Zigarettenrauchen, Diabetes

Weitere Ursachen

Konventionelle Therapie: Therapie mit gerinnungshemmenden Medikamenten

Veränderung der Lebensweise und Ernährungsumstellung

Zuerst sollte immer eine Veränderung der Lebensweise und eine Ernährungsumstellung erfolgen. Die oben aufgeführten Risikofaktoren müssen unbedingt vermieden werden.

Thrombozyten-Aggregationshemmer

Acetylsalizylsäure

Üblicherweise werden bei Durchblutungsstörungen sog. Thrombozyten-Aggregationshemmer angewandt. Oftmals kommt Acetylsalizylsäure zum Einsatz. Diese Substanz, die vielen auch als Aspirin bekannt ist, hindert die Blutplättchen an der Bildung von Blutgerinnseln und daran, sich an der Innenwand der Blutgefäße anzulagern.

Nebenwirkungen

Leider weisen diese Medikamente jedoch gewisse Nebenwirkungen auf. Bei chronischer Anwendung kann Acetylsalizylsäure zu Magenunverträglichkeiten führen, die schließlich bei empfindlichen Personen bis zur Entstehung einer Magenschleimhautentzündung oder von Magen- oder Zwölffingerdarmgeschwüren führen kann.

Therapie mit Enzymen

Enzympräparate als Alternative

Viele Patienten vertragen die Therapie mit Acetylsalizylsäure schlecht. Enzympräparate können hier eine Alternative sein. Sie werden im allgemeinen gut vertragen und haben abgesehen von der Thrombozyten-Aggregationshemmung noch einige andere positive Eigenschaften, die sie zum Einsatz bei arteriellen Gefäßerkrankungen prädestinieren.

Eiweißabbauende Enzyme

Vorteil gegenüber Aspirin

Auch eiweißabbauende (proteolytische) Enzyme sind wie Aspirin in der Lage, die Verklumpung (Aggregationsneigung) der Thrombozyten zu verringern. Gegenüber Acetylsalizylsäure (Aspirin) haben sie jedoch den Vorteil, daß auch ihre langjährige Anwendung meist besser vertragen wird. Eine systemische (innerlich angewendete) Enzymtherapie eignet sich ganz besonders bei arteriosklerotischen Gefäßveränderungen, da sie die Durchblutung wieder verbessert.

Verbesserung der Durchblutung

Die Enzyme (z.B. Wobenzym Drag. oder Horvi-Schlangengifte) senken die Gerinnungsbereitschaft des Blutes. Aufgrund ihrer fibrinolytischen (gerinnselauflösenden) Aktivität ermöglichen sie die Auflösung frischer Mikrothromben und beugen der Bildung von

Gerinnseln vor. Nicht zuletzt sind die entzündungshemmenden Eigenschaften der Enzyme von Nutzen, um einer Arteriosklerose vorzubeugen bzw. die Verschlimmerung einer bestehenden Erkrankung zu verhindern.

Entzündungshemmende Eigenschaften der Enzyme

Erwähnenswert ist auch die Tatsache, daß sich die Enzymtherapie – abgesehen von ihren positiven Einflüssen auf das Blut – auch noch auf einen anderen Risikofaktor auswirkt. Es wurde nämlich festgestellt, daß sich durch eine mehrwöchige systemische Therapie mit Enzymen auch die Blutfettwerte verbessern. Es wurde beobachtet, daß das sog. »gute« Cholesterin (die HDL-Fraktion) anstieg und sich die Triglyceridwerte und das LDL-Cholesterin bis zu einem Viertel des Ausgangswerts verringerten.

Verbesserung der Blutfettwerte

Naturheilkundliche Therapien bei arteriosklerotischen Gefäßveränderungen

Neben den Enzymtherapien sollten Diagnosen und Therapien wie die Blutdunkelfeld-Bestimmung und Therapie nach Prof. Enderlein nicht unbeachtet bleiben. Hier hat man die Möglichkeit einer Blutentschlackung und eine wesentliche Verbesserung der Blutqualität (Sanum-Therapie).

Blutdunkelfeld-Bestimmung

Zusätzlich haben sich Sauerstofftherapien wie Ozontherapie oder Oxyvenierungstherapie nach Regelsberger in unserer Praxis besonders bewährt.

Sauerstofftherapien

Ernährung zur Vorbeugung arteriosklerotischer Gefäßveränderungen

Die Plasmakonzentration von Cholesterin und Triglyceriden bzw. Lipoproteinen, die für die Entstehung einer Arteriosklerose verantwortlich sind, ist von einer Vielzahl verschiedener Faktoren abhängig. Besonders wichtig sind Ernährung und das Ausmaß des Übergewichts.

Cholesterin und Triglyceride

Zu Beginn einer Behandlung muß versucht werden,

die Konzentration von Cholesterin und Triglyceriden im Blutplasma zu senken. Zusätzlich haben sich

Pflanzliche Leberpräparate

pflanzliche Leberpräparate (z. B. PaMo hepan) in Verbindung mit Fischölkapseln besonders bewährt.

Übergewicht

Ein bestehendes Übergewicht sollte unbedingt durch eine energiereduzierte und lipidsenkende Kost abgebaut werden.

Body-Mass-Index

Es ist empfehlenswert, einen Body-Mass-Index (s. Glossar) zu erreichen, der unter 25 liegt. Eine Gewichtsabnahme von 0,5–1 kg pro Woche ist erstrebenswert. Es empfiehlt sich eine Verringerung der Aufnahme von Fett und Cholesterin und ein erhöhter Verzehr von einfach und mehrfach ungesättigten Fettsäuren.

Lipidsenkende Kost

Kohlenhydrate

- Die Zufuhr von komplexen Kohlenhydraten aus pflanzlichen Nahrungsmitteln sollte erhöht werden.

Ballaststoffe

- Die Ballaststoffaufnahme sollte etwa 35 g betragen.

Nahrungscholesterin

- Die Aufnahme von Nahrungscholesterin sollte weniger als 300 mg pro Tag betragen.

Tierische Lebensmittel

- Bei der Aufnahme von eiweißreichen tierischen Lebensmitteln sollte der Gehalt an gesättigten Fettsäuren berücksichtigt werden; die Eiweißaufnahme sollte15 Energieprozent betragen, mindestens die Hälfte sollte aus pflanzlichen Eiweißträgern stammen.

Alkohol

20–30 g pro Tag

Alkohol in einer Menge von etwa 20–30 g pro Tag, das entspricht etwa 250 ml Wein oder 500 ml Bier, steigert die Konzentration an HDL- Cholesterin, also dem »guten« Cholesterin, im Serum und senkt die

Gemäßigter Konsum

Fibrinkonzentration. Ein gemäßigter Alkoholkonsum verringert somit das Risiko für arteriosklerotische Gefäßveränderungen. Es muß aber darauf hingewiesen werden, daß ein höherer Alkoholkonsum das Risiko für eine Vielzahl anderer gefährlicher Erkrankungen steigert. Der Alkoholkonsum darf also nicht übertrieben werden.

Ballaststoffe

Aus der Gruppe der Ballaststoffe hat inbesondere das Pektin eine cholesterinspiegelsenkende Wirkung. Es ist daher sinnvoll, Lebensmittel mit einem hohen Gehalt an Pektin zu bevorzugen. Daher sollten Gemüse und Früchte möglichst oft verzehrt werden. Auch die wasserlöslichen Ballaststoffe aus Hafer und Bohnen senken die Serumcholesterinkonzentration.

Pektin senkt den Cholesterinspiegel

Sekundäre Pflanzenstoffe

Unter dieser Bezeichnung versteht man eine Reihe von Substanzen, die in Obst und Gemüse, Hülsenfrüchten, Kartoffeln und Vollkornprodukten und fermentierten Lebensmitteln vorkommen und unter anderem vor Herz- und Kreislauferkrankungen schützen und den Blutfettspiegel günstig beeinflussen. Chemisch gesehen gehören sie zu verschiedenen Stoffklassen. Um sekundäre Pflanzenstoffe in ausreichender Menge aufzunehmen und von den positiven Wirkungen zu profitieren, sollte man möglichst täglich 4–5 Portionen Früchte und Gemüse roh oder schonend gegart zu sich nehmen.

Obst, Gemüse, Hülsenfrüchte, Kartoffeln

Fischöle

Insbesondere in Makrelen, Lachs und Hering kommen Omega-3-Fettsäuren vor. Diese Fettsäuren haben positive Wirkungen auf die Triglyceridwerte im Blut und auf die Thrombozytenaggregation. Sie verzögern die Entstehung von Arteriosklerose. Daher resultiert die Empfehlung, 1- bis 2mal in der Woche ein Fischgericht zu essen oder Fischölkapseln (z. B. Burgerstein EPA-Kapseln) regelmäßig einzunehmen. Auch hier die Leberanregung nicht vergessen (z. B. PaMo hepan als Leberkomplexmittel).

Omega-3-Fettsäuren

Verzögern die Entstehung von Arteriosklerose

Antioxidanzien

Schutz vor Arteriosklerose

Die antioxidativen Vitamine A, C, E und Karotinoide schützen vor der Entstehung der Arteriosklerose.
Die Empfehlungen für die Zufuhr zur Prävention von Gefäßkrankheiten sind sehr unterschiedlich.

Empfehlungen zur Einnahme

Empfehlungen zur täglichen Zufuhr von Antioxidanzien zur Prävention von Gefäßkrankheiten:

	Prävention	Therapie
Vitamin E	60–100 mg	200–1000 mg
Vitamin C	60–200 mg	bis 1000 mg und mehr
Betakarotin	10–20 mg	30–50 mg
Niacin	40 mg	50–250 mg

Einnahme als Einzelmittel oder in einer Mischung, z. B. AntiOx-Kapseln von der Fa. Switamin (bewährte Mischung von antioxidativen Nahrungsergänzungsmitteln).

Asthma bronchiale

Mit Atemnot einhergehende chronische Erkrankung der Atemwege

Bei Asthma bronchiale handelt es sich um eine durch Entzündung bzw. spezifische Reize ausgelöste, anfallsweise mit Atemnot einhergehende chronische Erkrankung der Atemwege.
Besonders die Ausatmung wird durch ein Verkrampfen der Bronchialmuskulatur erschwert.
Je nach der Ursache unterscheidet man eine allergische und eine nichtallergische Formen.

Ursachen

In vielen Untersuchungen wurde festgestellt, daß die Entstehung der Erkrankung durch folgende Faktoren begünstigt wird:
- eine westliche Lebensweise
- das Wohnen in Großstädten

- fehlendes oder nur kurzzeitiges Stillen
- Zigarettenrauch

Stillen beugt der Entstehung sowohl von allergischen Erkrankungen der Atmungsorgane als auch der Haut vor. Je länger die Stillphase ist, um so geringer ist die Wahrscheinlichkeit, daß sich die Erkrankung bei Kindern und Jugendlichen entwickelt. ***Stillen***

In der Naturheilkunde gilt der Leitsatz: Die Mutter der Lunge ist der Darm. Daher bei allen Lungenkrankheiten immer den Darm mitbehandeln bzw. eine Darmsanierung durchführen. ***Die Mutter der Lunge ist der Darm***

Ernährungstherapie

Antioxidative Vitamine

Nach Untersuchungen ist die Enstehung des allergischen Asthmas von der Versorgung mit antioxidativen Vitaminen abhängig. Bei einer Ernährung, die arm an Vitamin C ist, ist das Risiko, ein Asthma zu entwickeln, erhöht. Auch durch Betakarotin und Vitamin E wird die Wahrscheinlichkeit für die Auslösung von allergischem Asthma vermindert. ***Vitamin C***

Mehrfach ungesättigte Fettsäuren

Die Omega-3-Fettsäuren schützen ebenfalls vor allergischem Asthma, da sie die Synthese von sog. Entzündungsmediatoren beeinflussen. ***Omega-3-Fettsäuren***

Kochsalzkonsum

In Untersuchungen konnte gezeigt werden, daß ein hoher Kochsalzkonsum ebenfalls die Häufigkeit von Asthma erhöht. ***Kochsalz***

Blähungen (Flatulenz)

10–25 % der gesunden Bevölkerung

Über ein Völlegefühl im Magen-Darm-Bereich und über Blähungen klagen etwa 10–25 % der gesunden Bevölkerung, wobei Befragungen ergaben, daß Frauen öfter als Männer betroffen sind.

Frauen häufiger als Männer

Gase im gesunden Verdauungstrakt

Im Verdauungstrakt eines Gesunden befinden sich folgende Gase: Stickstoff, Sauerstoff, Kohlendioxid, Wasserstoff und Methan, die alle geruchlos sind, und weiterhin in kleinen Mengen Gase, die geruchsaktiv sind. Sauerstoff und Stickstoff gelangen durch Luftschlucken in den Verdauungstrakt, während Wasserstoff, Kohlendioxid, Methan und Spuren weiterer geruchsintensiver Gase von der physiologischen Darmflora gebildet werden.

Etwa 10 Gasentleerungen pro Tag

In einer Untersuchung stellte man fest, daß bei Gesunden unter einer normalen Ernährung etwa 10 Gasentleerungen pro Tag auftraten. Die Tatsache, daß manche Personen häufiger Darmgase entleerten, es also eine individuelle Neigung zu Flatulenz gibt, wird darauf zurückgeführt, daß die Darmflora unterschiedlich zusammengesetzt ist. Die Gasproduktion im Darm ist um so intensiver, je mehr Kohlenhydrate in den Dickdarm gelangen und dort von der Darmflora verstoffwechselt werden.

Einfluß der Kohlenhydrate

Die Flatulenz kann über eine Veränderung der Kohlenhydrataufnahme verändert werden. Nach Untersuchungen treten nach dem Verzehr folgender Nahrungsmittel unterschiedliche Mengen an Stärke ins Kolon über:

- Reis weniger als 5 %
- glutenfreies Mehl weniger als 5 %
- Mais 5 %
- Kartoffeln 5–10 %
- Weizen 10 %
- Hafer 15 %.

Nach voluminösen Mahlzeiten nehmen die Beschwerden zu

Um die Flatulenz zu reduzieren, müßte also die Aufnahme von Hafer usw. reduziert werden. Nach großen voluminösen Mahlzeiten nehmen die Beschwerden zu. Die Beschwerden fehlen nach dem Erwachen und stellen sich erst im Laufe des Tages ein. Auch eine Laktoseintoleranz sollte als Ursache einer vermehrten Darmgasbildung in Betracht gezogen werden.

Laktoseintoleranz

Sollten sich Blähungen durch Ernährungsumstellung oder Therapie nicht ändern, ist eine ausführliche Stuhluntersuchung in einem Speziallabor zu empfehlen. Hier kann aus Basisprofilen oder Einzelparametern oft genau bestimmt werden, warum ständig Blähungen entstehen. Auch Darmpilze können verantwortlich sein. Aus dieser Diagnostik können wertvolle Therapiehinweise abgeleitet werden.

Ausführliche Stuhluntersuchung

Darmpilze

Bluthochdruck (Hypertonie)

Der Bluthochdruck gehört zu den häufigsten Erkrankungen. In den westlichen Industrienationen sind etwa 15 % der Bevölkerung von Hypertonie betroffen. Bei weiteren 20 % sind die Blutdruckwerte leicht erhöht. Die Häufigkeit der Hypertonie in Deutschland liegt bei etwa 10–15 % (12–15 % alte Bundesländer). Aufgrund der individuellen und altersabhängigen Schwankungen des Blutdrucks, gibt es einen Übergangsbereich zwischen normalen und krankhaften Werten. Nach einer neuen Klassifikation teilt man die Hypertonie in verschiedene Stadien ein.

Gehört zu den häufigsten Erkrankungen

Klassifizierung des Bluthochdrucks für Erwachsene ab 18 Jahren.

Klassifizierung

Kategorie	Systolischer	Diastolischer Wert
Normal	< 130	< 85
Hochnormal	130–139	85–89
Hypertonie		
milde (Stadium 1)	140–159	90–99
mäßige (Stadium 2)	160–179	100–109
schwere (Stadium 3)	180–209	110–119
sehr schwere (Stadium 4)	> 210	> 120

Primäre, essentielle, idiopathische …

Als *primäre, essentielle oder idiopathische Hypertonie* bezeichnet man den Bluthochdruck, wenn keine organische Ursache für die Erhöhung verantwortlich ist.

… und sekundäre Hypertonie

Sekundäre Hypertonien sind bedingt durch Erkrankungen der Nieren, Funktionsstörungen bestimmter Drüsen, Gefäßanomalien usw.

Renale Hypertonie

Etwa 80 % aller Hypertonie-Erkrankungen sind essentiell, von den restlichen werden etwa 15 % durch Nierenschädigungen bedingt *(renale Hypertonien).*

Häufigste Symptome

Zu den häufigsten Symptomen der Hypertonie gehören:

- Druckgefühl und Schmerzen im Kopf,
- Müdigkeit und Leistungsminderung,
- Schwindel und bei schon länger bestehendem Bluthochdruck ,
- Schmerzen in der Herzgegend und
- Atemnot bei körperlicher Belastung.

Schwerwiegende Schäden

Ein längere Zeit bestehender Bluthochdruck führt zu einigen schwerwiegenden Schäden. Aufgrund der Dauerbelastung kommt es zu einer Linksherzinsuffizienz. Außerdem werden die arteriosklerotischen Veränderungen der Gefäße gefördert (siehe unter Arteriosklerose).

Erbliche Faktoren

An der Entstehung der essentiellen Hypertonie sind auch erbliche Faktoren beteiligt, da die Erkrankung in manchen Familien vermehrt auftritt. Wenn diese genetischen Voraussetzungen vorliegen (bei vorhandener Disposition) führen verschiedene Umweltfaktoren zu einem Ausbrechen der Erkrankung. Dazu gehören erhöhter Kochsalzverzehr, Überernährung, aber auch soziale und psychische Faktoren.

Ernährungstherapie

Es gibt klare wissenschaftliche Fakten, die belegen, daß bestimmte Ernährungsfaktoren an der Entstehung der Hypertonie beteiligt sind. Daraus ergeben sich Hinweise, wie man durch Ernährungsumstellung die Hypertonie therapieren kann.

Oft kommt man bei einfachen Bluthochdruckformen mit einer Ernährungstherapie oder -umstellung allein nicht aus. Tierische Eiweiße (auch Kuhmilch und -produkte) reduzieren, eventuell ganz weglassen. Immer auch an eine Darmsanierung denken. Nur wenn dies nicht den gewünschten Erfolg bringt oder bei schwerer Hypertonie bietet sich die Kombination mit einem oder mehreren blutdrucksenkenden Medikamenten an. Alle gebräuchlichen Medikamente eignen sich für diese Kombinationstherapie. Ein Vorteil der Ernährungsumstellung ist das gänzliche Fehlen aller schädlichen Nebenwirkungen.

Tierische Eiweiße reduzieren

Kombination mit Medikamenten

Kochsalzzufuhr

An 1. Stelle der ernährungstherapeutischen Maßnahmen steht die Beeinflussung der Natriumzufuhr. Natrium wird besonders als Kochsalz (chemische Formel Natriumchlorid, NaCl) mit der Nahrung aufgenommen. Man hat festgestellt, daß sich sowohl systolischer als auch diastolischer Blutdruck von der Natriumzufuhr beeinflussen läßt.

Reduktion des Körpergewichts

Viele Untersuchungen haben zweifelsfrei belegt, daß Übergewicht zu Bluthochdruck führt. Es konnte gezeigt werden, daß durch eine Verringerung der Körpergewichts auch eine Verringerung des Blutdruckes bewirkt wird.

Übergewicht führt zu Bluthochdruck

Alkohol

Auch durch eine Verringerung des Alkoholkonsums kann man eine Senkung des Blutdrucks beobachten.

Verringerung des Alkoholkonsums

Nahrungsfett

Durch den Einsatz von Omega-3-Fettsäuren, die besonders in Kaltwasserfischen häufig vorkommen, kann der Blutdruck ebenfalls positiv beeinflußt wer-

Omega-3-Fettsäuren

den. Fischölkapseln haben sich in unserer Praxis sehr bewährt.

Koffeinhaltige Getränke

Kaffee steigert den Blutdruck nur gering

Der Genuß von Kaffee oder Tee hat nur einen geringen blutdrucksteigernden Effekt. Es wird geschätzt, daß die Blutdruckwerte maximal nur um etwa 10 mmHg während 1–3 Stunden ansteigen. Daher besteht also kein triftiger Grund – von Extremfällen einmal abgesehen –, einem Hypertoniker den Kaffee- oder Teekonsum zu verbieten. Darüber hinaus scheint es nur bei Personen, die normalerweise kein Koffein zu sich nehmen, zu dem erwähnten geringen blutdrucksteigernden Effekt zu kommen. Durch regelmäßigen Kaffee- oder Teegenuß kommt es offenbar zu einer Gewöhnung, so daß der Blutdruck bei diesen Personen nicht beeinflußt wird.

Kaffee ist säurebildend

Kaffee ist säurebildend und greift in den Säure-Basen-Haushalt ein. Eventuell den pH-Wert von Urin, Blut und Speichel kontrollieren.

Zusammenfassung

Empfehlungen

Um einen Bluthochdruck zu therapieren, ergeben sich folgende Empfehlungen:

- Ernährungsumstellung (Abbau tierischer Eiweiße).
- Normalisierung eines bestehenden Übergewichts.
- Säure-Basen-Haushalt beachten.
- Antioxidanzien zur Blutverbesserung.
- Eine Begrenzung der Alkoholzufuhr bei Männern auf 30 ml/pro Tag und bei Frauen auf 15 ml pro Tag.
- Eine Reduktion der Natriumzufuhr auf etwa 2,4 g pro Tag, das entspricht einer Zufuhr von 6 g Kochsalz pro Tag; und eine Kaliumaufnahme von etwa 3,5 g Tag.

Nährstoffempfehlungen

Die wichtigsten Nährstoffempfehlungen aus der orthomolekularen Medizin bei Bluthochdruck sind Kalzium, Magnesium, Coenzym Q10 und Fischölkapseln.

Depressionen

Verschiedene Symptome

Fachleute verstehen unter Depressionen einen Komplex der folgenden Symptome: depressive Stimmungslage, Appetitlosigkeit, Schlafstörungen, Antriebsarmut, Erschöpfung und die Unfähigkeit, sich über Dinge zu freuen. Die Betroffenen sind nicht mehr in der Lage, ihr tägliches Leben zu meistern. Bei schweren Auswirkungen können Depressionen sogar bis zum Selbstmord führen.

Neurotransmitter

Depressionen können durch ein Ungleichgewicht von Botenstoffen im Gehirn (Neurotransmitter) ausgelöst werden. Neurotransmitter sind die chemischen Substanzen, durch die die Nervenzellen im Gehirn miteinander kommunizieren. Ein erniedrigter Spiegel an den Neurotransmittern Noradrenalin und Serotonin im Gehirn führt zu Depressionen. Da diese Substanzen aus bestimmten Nährstoffen aufgebaut werden, ist es nachvollziehbar, daß ein Mangel der Vorläufersubstanzen zu Depressionen führt.

Noradrenalin und Serotonin

Nährstoff-/Ernährungsempfehlungen

Schlechte Eßgewohnheiten können Depressionen auslösen

Schlechte Eßgewohnheiten können Depressionen auslösen oder beeinflussen, weil sie den Körper nicht mit denjenigen Nährstoffen versorgen, die er braucht, um wichtige, für die optimale Hirnfunktion unerläßliche Neurotransmitter (Botenstoffe) aufzubauen. Daraus resultiert, daß die Neurotransmitterwerte im Gehirn durch verstärkte Aufnahme der Vorläufernährstoffe erhöht werden können.

B-Vitamine

Besonders eine mangelhafte Versorgung mit B-Vitaminen führt zu Depressionen.

Eine durch Krankheit oder Streß bedingte Depression kann auch auf Nährstoffmängel zurückzuführen sein.

Übermäßiger Zuckergenuß

Auch der übermäßige Genuß von raffiniertem Zucker (Haushaltszucker, Saccharose) kann Depressionen negativ beeinflussen. Dies liegt daren, daß für den Zuckerabbau Stoffe benötigt werden, die für die Bildung von Neurotransmittern letztendlich negativ sind.

Serotonin und Noradrenalin

Die Aminosäuren Phenylalanin und Tyrosin sind für den Aufbau der bekanntesten Neurotransmitter Serotonin und Noradrenalin notwendig.

Zusätzlich zu einer vernünftigen Ernährung wird Burgerstein/Switamin Vitamin-B-Complex 50 (Vitamin C, Lecithin und Magnesium) empfohlen. Diese Kombination hat sich in unserer Praxis bewährt.

Sonstige Empfehlungen

Sport kann Depressionen verhindern

Eine sportliche Betätigung kann Depressionen verhindern. Besonders ein aerobes Training (also Laufen, Gehen, Schwimmen und Fahrradfahren) über längere Zeit mit geringer Intensität wirkt sich positiv aus. 3- bis 4mal pro Woche 20–30 Minuten laufen oder Fahrradfahren sind schon geeignet, um die Fitneß zu verbessern.

Stimmungsaufhellung

Sport führt zu einer Stimmungsaufhellung, da die Produktion von Endorphinen angeregt wird. Dies sind körpereigene (endogene) opiatähnliche Stoffe, die für das bei Sportlern bekannte Stimmungshoch sorgen.

Bewährt haben sich in unserer Praxis medizinische Heilhypnose in Kombination mit Ondamed-Systemregulation.

Dermatitis und andere Hautschäden

Große Aufmerksamkeit

Die Haut ist das Organ, dem jede Frau, mittlerweile aber auch viele Männer, die meiste Aufmerksamkeit entgegenbringen, und das wegen seiner Sichtbarkeit nach außen auch am meisten gepflegt wird.

Haut ist sichtbarstes Merkmal des Alters

Aufgrund ihrer Offensichtlichkeit scheint die Haut auch das sichtbarste Merkmal unseres Alters zu sein, so daß das Alter einer Person oft nur nach dem Aussehen und dem Zustand seiner (Gesichts-)Haut beurteilt wird. So gibt es viele Menschen, die ihrer Hautpflege mehr Zeit widmen als der Gesundheit der anderen Organe. Gesicht und Hände werden als äußeres Zeichen der Jugendlichkeit mit Cremes bedacht, jede kleine Falte wird mit Angst und Abscheu betrachtet, während auf die restliche Gesundheit wenig geachtet wird. Falten haben heutzutage ein schlechtes Image. Dabei ist jede Falte ein Zeichen für gelebtes Leben.

Hautpflege

Doch woher kommen nun die Falten, und wie kann man die Faltenbildung verhindern?

Wie kann man Faltenbildung verhindern?

Eine schlechte Ernährung, Nikotin- und Alkoholkonsum, aber auch psychische Belastungen sind oft die Ursache für eine vorzeitige Faltenbildung. Auch Streß muß als Ursache genannt werden. Eine hektische Lebensweise führt oft dazu, daß die Ernährung vernachlässigt wird und die Betroffenen zu einem überhöhten Zigaretten- und Alkoholkonsum neigen.

Streß

Die Haut ist ein Organ, welches sich ständig regeneriert und so eine hohe Stoffwechselaktivität aufweist. Die Kollagen- und Elastinfasern der Haut werden ständig erneuert, d. h., sie werden in regelmäßigen Intervallen auf- und abgebaut. Mit höherem Alter verlängern sich jedoch diese Intervalle und werden unregelmäßiger. Die langen Kollagenfasern haben jedoch die Tendenz sich zu vernetzen. Sie bilden untereinander Quervernetzungen. Dadurch entstehen die sichtbaren Falten. So entsteht ein Teufelskreis. Die Kollagenfasern haben in den größeren Intervallen mehr Zeit sich zu verbinden, sie werden dadurch umfangreicher. Dadurch sind sie wiederum schwerer abzubauen. Die Falte ist sichtbar. Diese Vorgänge sind natürlich und auch durch die besten Cremes nicht zu verändern. Es gibt bislang keine Kosmetika, die diesen normalen Alterungsprozeß verhindern könnten. Doch es gibt einen kleinen Trost. Die Vorgänge, die die Haut vorzeitig altern lassen, kann man durch einige einfache Regeln zumindest teilweise verzögern:

Hohe Stoffwechselaktivität der Haut

Ständige Erneuerung der Hautfasern

Natürlicher Vorgang

Hautalterung kann verzögert werden

- *Ernährung:* Wenn über die Nahrung nicht genügend Vitamine und andere Biosubstanzen aufgenommen werden, wird die Regeneration der Haut ebenfalls behindert. Sie wird schneller alt.

Ernährung

Umweltbelastung

- *Umweltbelastung:* Die Schadstoffe in der Luft belasten die Haut ebenfalls mit schädlichen freien Radikalen.

Ungesunde Lebensweise

- *Ungesunde Lebensweise:* zuwenig Schlaf, schlechte Ernährung, zuwenig Bewegung beschleunigen den allgemeinen Alterungsvorgang und damit auch die Hautalterung.

Alkohol

- *Alkohol* schadet der Leber und behindert somit die Bildung von sehr vielen Enzymen; außerdem werden für den Abbau von Alkohol Vitamine und Mineralstoffe benötigt, es kommt zu einem Vitaminmangel.

Sonne

- *Sonne* verursacht die sogenannte Lichtalterung der Haut. Sowohl UVA- als auch UVB-Strahlen erzeugen freie Radikale. Dadurch werden die kollagenen und elastischen Fasern beschädigt. Die Elastizität der Haut läßt nach, außerdem erhöht sich das Risiko für Hautkrebs.

Rauchen

- *Rauchen* verengt ebenfalls die Blutgefäße und stört somit Durchblutung und Regeneration der Haut. Außerdem sind im Tabakrauch sehr viele schädliche freie Radikale enthalten. Darüber hinaus haben Raucher einen erhöhten Bedarf an Vitamin C und vermutlich auch an den meisten anderen nützlichen Biostoffen.

Streß

- *Streß:* Streßhormone stören die Durchblutung der Haut. Die Regeneration der Haut wird somit behindert, die Faltenbildung nimmt zu, und die Haut wird matt und sieht krank aus.

Ausgewogene Ernährung schützt vor vorzeitiger Hautalterung

Aus dem Gesagten ergibt sich, was gegen die Hautalterung getan werden kann. Eine ausgewogene Ernährung, die genügend Vitamine und Vitalstoffe enthält und somit auch einen Schutz vor freien Radikalen gewährleistet, wirkt einer vorzeitigen Hautalterung entgegen. Außerdem ist die Förderung der Durchblutung hilfreich.

Hautpflegeöle

Ein bewährtes Mittel für die Förderung der Hautdurchblutung sind Weleda Hautpflegeöle.

Die folgenden Vitamine sind wichtig für eine gesunde Haut:

Vitamin A

- *Vitamin A,* auch als Epithelschutzvitamin bezeichnet, sorgt für die Regeneration von Haut- und Schleimhautzellen und beugt vorzeitiger Faltenbildung vor. Besonders bewährt hat sich Vitamin A bei Sonnenallergie; wir kombinieren es mit Präparaten zum Darmaufbau.

- *Biotin* wurde früher auch vielfach als Vitamin H bezeichnet. H steht dabei für Haut, womit ausgedrückt wird, wie wichtig dieses Vitamin für eine gesunde Haut ist. Es ist enthalten in Weizenkeimen, Haferflocken, Erdnüssen, Sojabohnen und Möhren. ***Biotin***
- Auch das Vitamin *Pantothensäure* ist wichtig für eine gesunde Haut. Es aktiviert die Wundheilung und regt die Neubildung von Hautzellen an. ***Pantothensäure***
- *Vitamin B_2* sorgt ebenfalls für die Haut. ***Vitamin B_2***
- *Niacin,* das auch zur Behandlung von Bluthochdruck, Kreislaufproblemen, bestimmter Formen der Anämie und bei einem erhöhten Serumcholesterin-Spiegel eingesetzt wird, trägt ebenfalls zur Regeneration der Haut bei. ***Niacin***
- Auch die *antioxidativen Stoffe* tragen zur Gesunderhaltung der Haut bei. Sie schützen vor den schädlichen Einflüssen von UV-Licht und den Schadstoffen der Luft. Um das Zerstörungswerk der durch Licht und Luftschadstoffe verursachten Belastung durch freie Radikale zu verringern, sind Antioxidanzien und Koenzyme mittlerweile in vielen Hautcremes enthalten. Durch Antioxidanzien-Einnahme wird die Haut glatter und geschmeidiger, rissige Ellenbogen verschwinden ***Antioxidanzien***
- *Vitamin E* beeinflußt den Hautstoffwechsel positiv und steigert die Abwehrkräfte gegen die tägliche UV-Strahlung. ***Vitamin E***

Divertikulose / Divertikulitis

Divertikel treten im Dickdarm auf und finden sich mit zunehmendem Alter häufiger, besonders bei Män-

Divertikel

nern. Als Divertikel bezeichnet man sackförmige Ausstülpungen in der Dickdarmwand.

Ursache

Als Ursache für die Divertikel kommt in erster Linie der geringe Ballaststoffgehalt in den westlichen Industrienationen in Frage. Man hat nämlich festgestellt, daß Divertikel in Ländern mit ursprünglicher Ernährung (z. B. Naturvölker in Afrika) und somit einem hohen Ballaststoffgehalt der Kost sehr selten sind. Bei einer Umstellung der Ernährung auf die in den westlichen Industrienationen übliche Kost entwickeln sich Divertikel in gleicher Häufigkeit wie in den westlichen Industrienationen. Auch in Deutschland waren Divertikel in einer Zeit, als man noch vermehrt Ballaststoffe zu sich nahm, also in der Jahrhundertwende (19./20. Jh.), sehr selten.

Erhöhter Druck im Darm

Infolge von Divertikeln tritt ein erhöhter Druck im Darm auf, der verschwindet, wenn vermehrt Ballaststoffe aufgenommen werden. Man geht davon aus, daß dieser hohe Druck im Darm dazu führt, daß sich

Schwachstellen im Darm

die Darmschleimhaut an bestimmten »Schwachstellen« nach außen ausstülpt und so die Divertikel gebildet werden. Solche Schwachstellen sind zum Beispiel die Orte, an denen die Gefäße durch die Schleimhaut des Darms hindurchtreten.

Häufigkeit

Divertikel gehören zu den Zivilisationskrankheiten

Divertikel rechnet man zu den Zivilisationskrankheiten. Die Häufigkeit von Divertikeln wird mit zunehmendem Alter größer. In den westlichen Industrienationen finden sich ab dem 60.–70. Lebensjahr bei 40–50 % der Durchschnittsbevölkerung Divertikel. Sie waren vor einigen Jahren noch eine Seltenheit und

Bei jedem 3. Patienten über 70 Jahre

sind heute bei jedem 3. Patienten nach dem 70. Lebensjahr zu finden. Jedoch nur 5 % der Patienten haben ständige oder zeitweise Beschwerden.
Unter den 80jährigen ist schon jeder zweite betroffen, weil die Ernährung oft falsch ist und gleichzeitig die Gewebeelastizität nachläßt.

Symptome

Die durch Divertikel hervorgerufenen Symptome sind oft uncharakteristisch. Es kann aber zu ausgeprägten Komplikationen wie Divertikulitis, Blutung und Perforation kommen. Der Nachweis dieser Erkrankung erfolgt endoskopisch oder röntgenologisch.

Oft uncharakteristische Symptome

Die Divertikel können Bohnengröße erreichen. Eine große Gefahr besteht darin, daß sich in diesen Ausstülpungen Verdauungsschlacken und Nahrungsbreibestandteile sammeln. Diese können sich entzünden und auch zu Kotsteinen verkrusten.

Kotsteine

Wenn zahlreiche entzündungsfreie Divertikel im Darm eines Patienten vorhanden sind, so bezeichnet man dies als *Divertikulose.* Von einer *Divertikulitis* spricht man, wenn einer oder mehrere Divertikel entzündet sind. Von dieser Entzündung können dann lediglich der Divertikel und seine Umgebung oder auch benachbarte Organe und Zellsysteme betroffen sein.

Divertikulose

Divertikulitis

Erhöhter Druck im Darm

Die Bezeichnung *Divertikelkrankheit* wird benutzt, wenn es durch das Vorliegen von Divertikeln zu Beschwerden, Entzündungen oder Komplikationen kommt.

Divertikelkrankheit

Divertikulitis (Entzündung der Divertikel)

Starke Schmerzen und Beschwerden entstehen erst, wenn sich die Divertikel entzünden (= Divertikulitis). Meist sind die Schmerzen im linken Unterbauch lokalisiert; sie können sich jedoch auch über den ganzen Bauchraum erstrecken. Im Stuhl bemerkt man oft Schleim und hellrotes Blut. Wenn es zu einer fortgeschrittenen Vereiterung kommt, können auch Nachbarorgane in Mitleidenschaft gezogen werden. Nicht selten entsteht eine Blutvergiftung. Auch Fieber tritt auf.

Schmerzen im linken Unterbauch

Eine Perforation von Divertikeln als Folge von entzündlichen Wandveränderungen führt zu *Peritonitis,* also Bauchfellentzündung, oder zu lokalen Abszessen. Bei älteren Patienten kann es zu ernstzuneh-

Peritonitis

Bauchfellentzündung

menden Komplikationen kommen. Bei schwerer Erkrankung ist oft eine Operation nicht zu umgehen.

Therapie

Ballaststoffreiche Ernährung

Man kann der Entstehung von Divertikeln vorbeugen, indem man sich ballaststoffreich ernährt. 20–35 g Ballaststoffe pro Tag sind sinnvoll und verhindern auch Verstopfung und andere Beschwerden (siehe Kapitel Ballaststoffe).

Bei akuter Divertikulitis ist Bettruhe angezeigt. Neben den gebräuchlichen Antibiotika haben alternative Therapien durchaus eine große Chance. Mit Bakterienpräparaten und Naturheilmitteln (z. B. Mutaflor, Fortakehl-D5-Tabletten) in Verbindung mit Resonanztherapien kann man auch in der Akutphase helfen.

Naturheilmittel

Bei Beschwerden

Solange Beschwerden auftreten, ist eine ballaststoffarme und kuhmilchfreie Kost angezeigt, tierische Eiweiße sollten weggelassen oder zumindest reduziert werden.

Colon-Hydro-Therapie

Divertikel, die nicht entzündet sind, können mit der Colon-Hydro-Therapie (Darmspülung) sehr gut behandelt werden. Zusätzlich muß eine Ernährungsumstellung erfolgen. Ob zusätzliche Ballaststoffe gegeben werden, muß im Einzelfall entschieden werden.

Weizenkleie

Ein bekanntes Ballaststoffmittel ist Weizenkleie. Sie kann der Nahrung beigefügt werden und so zur Rückbildung beitragen. Durch umfangreiche Untersuchungen hat man festgestellt, daß der erwünschte therapeutische Effekt einer ballaststoffreichen Kost auch von der Teilchengröße der Kleiepartikeln abhängt. Grobe Kleiepartikel mit einem Durchmesser von mehr als 1 mm haben die beste Wirkung. Nach meiner Erfahrung ist Kleie nicht für jeden verträglich.

Ausreichend trinken

Darüber hinaus ist es wichtig, ausreichend zu trinken. Am besten eignet sich ein stilles Mineralwasser, von dem mindesten 2–3 l täglich getrunken werden. Unumgänglich ist auch eine ausreichende Bewegung.

Ekzeme

Bei einem Ekzem handelt es sich um einen Hautausschlag, der durch Hautrötungen, Bläschenbildung, Schwellungen und Juckreiz gekennzeichnet ist. Als Folgeerscheinung kommt es zu nässenden Hautrissen, Schuppung und Verhärtungen.

Hautausschlag

Ekzeme werden durch eine ganze Reihe von Faktoren ausgelöst, z. B. Chemikalien, Haushaltsreiniger, Metalle und Seifen. Dies bezeichnet man dann als *Kontaktdermatitis*. Der häufigste Grund für Ekzeme sind jedoch die Nahrungsmittel-Unverträglichkeiten.

Ursachen

Kontaktdermatitis

Nahrungsmittel-Unverträglichkeiten

Ernährungsempfehlungen

Zu den Nahrungsmitteln, die Ekzeme auslösen, gehören insbesondere:

Auslösende Nahrungsmittel

- Kuhmilch und -produkte,
- Weizen,
- Schweinefleisch,
- Wurst,
- Hühnereier,
- Nüsse,
- Lebensmittelfarbstoffe,
- Sojaprodukte.

Die Nahrungsmittel, die eine Nahrungsmittel-Unverträglichkeit hervorrufen, kann man in jedem Einzelfall durch eine Eliminationsdiät ermitteln.

Eliminationsdiät

Weitere Möglichkeiten sind kinesiologische Testmethoden oder Messungen durch Elektro-Akupunktur nach Voll.

Vitamin A und C sowie Zink und Nachtkerzenöl haben sich in Hinsicht auf den Heilungsprozeß sehr bewährt.

Epilepsie

Ein epileptischer Anfall ist ein Symptom, das durch viele morphologische und metabolische Gehirnstörungen ausgelöst werden kann.

Häufige Ursachen

Häufige Ursachen für epileptische Anfälle sind chronische Vergiftungen und frühkindliche Gehirnschäden. Teilweise läßt sich bei den Erkrankten eine Ursache jedoch nicht ermitteln. Man spricht dann von *genuiner* oder *idiopathischer Epilepsie.* Auch durch bestimmte Faktoren, wie fieberhafte Infekte, Schlafentzug und Alkoholkonsum, kann ein epileptischer Anfall ausgelöst werden.

Genuine oder idiopathische Epilepsie

Ernährungstherapie

Fasten reduziert die Anfallsbereitschaft

Es ist schon lange bekannt, daß Fasten die Anfallsbereitschaft für Epilepsie reduziert. Fasten löst bestimmte Stoffwechselveränderungen aus, u.a. eine Ketoacidose. Den gleichen Effekt wie durch Fasten kann man durch eine sehr fettreiche (bis zu 80 % der Gesamtenergieaufnahme) und kohlenhydratarme Ernährung erreichen. Auch dann entwickelt sich eine ketoacidotische Stoffwechsellage. Da diese unausgewogene Ernährungsform jedoch nicht lange aufrechterhalten werden kann, ersetzt man die Nahrungsfette durch MCT-Fette. Dies sind Fette mit kurzkettigen Fettsäuren.

MCT-Fette

Wenn man die üblichen langkettigen Fettsäuren in der Nahrung durch MCT-Fette ersetzt, konnte man bei der Hälfte der Kinder, bei denen eine entkrampfende (antikonvulsive) Therapie nicht wirksam war, einen positiven Effekt erzielen.

Nährstoffempfehlungen

Bei der üblichen medikamentösen Therapie ist die Vitamin-E-Konzentration im Blutplasma oftmals verringert. Dies führt wahrscheinlich zu einer Häufung der Epilepsieanfälle. Eine zusätzliche Gabe von Vitamin E kann die Zahl und Schwere epileptischer Anfälle verringern.

Vitamin E

Fettleibigkeit (Adipositas)

Zunahme der Übergewichtigen

Die Anzahl der Übergewichtigen hat in den letzten Jahren in den westlichen Industrienationen konstant zugenommen. Je nach Definition des Übergewichts sind 30–50 % der Gesamtbevölkerung betroffen. Es gibt Zahlen, nach denen 36,8 % der Männer und 27,5 % der Frauen betroffen sind. Somit hat die Krankheit Übergewicht das Ausmaß einer Epidemie erreicht.

Ausmaß einer Epidemie

Besonders bedenklich ist, daß mittlerweile schon sehr viele Kinder und Jugendliche davon betroffen sind. Untersuchungen in den USA zeigen, daß 13,7 % der Kinder, 11,5 % der Jugendlichen und 34,9 % der Erwachsenen übergewichtig sind. Nach anderen Erhebungen liegt der Anteil der dicken Kinder in den USA bei 22 % und hat sich seit 1973/74 verdoppelt.

Kinder und Jugendliche

Der Grund für die Häufigkeit von Übergewicht liegt in unserer heutigen Ernährungsform: Meist wird mehr Energie zugeführt als der Körper Energiebedarf hat. Die heutige vorwiegend sitzende Lebensweise mit einem verringerten Energiebedarf begünstigt das Auftreten von Übergewicht.

Es wird zuviel Energie zugeführt

Übergewicht ist ein Risikofaktor für eine ganze Reihe von Krankheiten. Insbesondere Herz- und Gefäßkrankheiten (Arteriosklerose), Stoffwechselkrankheiten wie Diabetes mellitus, Krampfadern und Abnutzungserscheinungen der Gelenke werden gefördert. Die Zuckerkrankheit (Diabetes mellitus) kann oft allein dadurch behandelt werden, daß die Betroffenen ihr Normalgewicht erreichen.

Risikofaktor für viele Krankheiten

Zuckerkrankheit

Therapie des Übergewichts

Auch ein geringes Übergewicht sollte behandelt werden

Auch ein geringes Übergewicht sollte therapiert werden, da sich daraus ein höheres entwickelt und sich auch schon in diesem Zustand negative Auswirkungen auf den Blutdruck usw. zeigen.

Kontinuierliche Gewichtsabnahme

Außerdem ist es wichtig, daß die Gewichtsabnahme kontinuierlich erfolgt. Wenn Zeiten mit einer drastischen Reduktionsdiät dauernd mit Gewichtserhöhungen wechseln, erhöht sich das Risiko für Gallensteine. Außerdem führen die Gewichtsschwankungen (Jo-Jo-Effekt) offenbar zu einem Absinken des Grundumsatzes, d.h., der Körper schaltet gewissermaßen auf »Sparflamme« und verbraucht noch weniger Energie. Das erschwert natürlich die Gewichtsabnahme.

Verringerung der Nahrungsaufnahme und Erhöhung des Energieverbrauchs

Vereinfacht gesagt beruht eine erfolgreiche Diät auf zwei Prinzipien: Verringerung der Nahrungsaufnahme und Erhöhung des Energieverbrauchs durch eine erhöhte körperliche Aktivität. Es ist immer sinnvoll, beide Maßnahmen gleichzeitig durchzuführen. Eine Gewichtsabnahme allein durch eine Verringerung der Nahrungsaufnahme zu erreichen, ist weit schwieriger, als wenn man die Fettverbrennung nicht durch sportliche Betätigung unterstützt.

> Grundsätzlich geht es darum, eine negative Energiebilanz zu erreichen, d.h. entweder weniger Energie in Form von Fetten und Kohlenhydraten aufzunehmen als man verbraucht oder durch sportliche Betätigung mehr Energie zu verbrauchen als man aufnimmt.

Um abzunehmen sollte man einige Regeln beachten:

Nulldiäten vermeiden

Da es durch die Anwendung von einseitigen Ernährungsformen zur Gewichtsreduktion sehr leicht zu Mangelerscheinungen kommen kann, sollten Nulldiäten und andere extreme Kostformen vermieden werden.

Energiereduzierte Diäten

Sinnvoller ist der Einsatz von energiereduzierten Diäten. Dabei ist wichtig, genügend Eiweiß aufzunehmen. Auch auf eine ausreichende Zufuhr von mehrfach ungesättigten Fettsäuren muß geachtet werden. Damit die anderen essentiellen Nährstoffe in genügender Menge aufgenommen werden, müssen Vitamine, Mineralstoffe und Spurenelemente als Nahrungsergänzungspräparate aufgenommen werden.

Vitamin C, Chrom, Coenzym Q10

Besonders wichtig sind die Nährstoffe Vitamin C, Chrom und Coenzym Q10. Vitamin C kann die Gewichtsabnahme beschleunigen, Chrom reguliert den Zuckerstoffwechsel und senkt die Lust nach Süßigkeiten, und Coenzym Q10 wird füe die Fettverbrennung in den Zellen benötigt. Zusätzlich ist ein Multivitamin-Mineral-Präparat zu empfehlen, damit der Körper in der Diät- und Abnehmphase mit genügend Mikronährstoffen versorgt wird.

Kohlenhydrate sollten nicht zu stark reduziert werden, da sie das Auftreten von bestimmten Stoffwechselstörungen (sog. Ketosen) verhindern.

Kohlenhydrate

Die Kohlenhydrate sollten unbedingt in komplexer Form zugeführt werden (ballaststoffreiche Kohlenhydratquellen, z. B. Vollkornbrot, Gemüse, Kartoffeln, Obst, bevorzugen, keine leeren Kalorien aufnehmen), da durch das höhere Volumen der Mahlzeit ein besserer Sättigungseffekt erreicht wird.

Ausreichende Flüssigkeitszufuhr

Auf eine ausreichende Flüssigkeitszufuhr muß unbedingt geachtet werden; sie sollte 2 l pro Tag betragen. Aufgenommen werden sollten keinesfalls alkoholhaltige Getränke, sondern Wasser oder Tee, z. B. Stoffwechseltcc (Fa. Hevert) oder PaMo-Nierentee.

Sättigungseffekt

Ausreichender Sättigungseffekt und eine ausreichende Gewichtsreduktion sollten bei einer Diät gewährleistet sein, da die Patienten die Diät aus Enttäuschung sonst eher vorzeitig abbrechen. Einen hohen Sättigungseffekt kann man erzielen, indem man reichhaltig ballaststoffreiche Lebensmittel einsetzt, langsam kaut und häufig kleinere Mahlzeiten zu sich nimmt. Wenn die Geschwindigkeit der Gewichtsabnahme nachläßt, muß der Kaloriengehalt eventuell nochmals verringert werden, da sich der Körper auf die verringerte Nahrungszufuhr eingestellt hat.

Nährstoffrelation

Die Nährstoffrelation sollte 15–20 Energieprozent

Eiweiß, 30–35 Energieprozent Fett und zwischen 45 und 55 Energieprozent Kohlenhydrate betragen. Ernährungsformen, die viel Gemüse und Obst enthalten (vegetarische Ernährung), haben den Vorteil, daß die Mahlzeiten ein größeres Volumen aufweisen und somit sättigender sind. Ein ausreichender Eiweißgehalt muß allerdings beachtet werden.

Eiweißgehalt beachten

Diät mit Ernährungsumstellung kombinieren

Diäten sollten immer mit einer Ernährungsumstellung und mit Verhaltensänderungen kombiniert werden, da sonst kein dauerhafter Effekt erreicht wird. Eine qualifizierte Ernährungsberatung kann die Erfolgsquote deutlich erhöhen.

Kombination mit Hypnose

Besonders bewährt haben sich Therapiekombinationen von Hypnose, stoffwechselanregenden Komplexmitteln (PaMo renal, PaMo lymph) und Nahrungsergänzungsmitteln für Stoffwechsel und Fettabbau. Bevorzugt verordne ich Vitamin C hochdosiert (mindestens 3000 mg täglich) und Coenzym Q10. Bitterstoffe können hier sehr regulierend eingreifen, daher zusätzlich Bio Urbitter Granulat Dr. Pandalis.

Gallenbeschwerden / Gallensteine

Die häufigste Erkrankung der Gallenwege ist das Gallensteinleiden. In den westlichen Industrieländern leiden 50 % der 70jährigen Frauen unter Gallensteinen. Mit 75 % überwiegen in Westeuropa die Cholesterinsteine. Verantwortlich ist eine Ernährung, die zuviel Kalorien enthält und zuwenig Ballaststoffe. Auch der hohe Gehalt an Fett und raffinierten Kohlenhydraten spielt bei der Entstehung von Gallensteinen eine Rolle.

Cholesterinsteine

Übergewichtige leiden häufiger unter Gallensteinen

Übergewichtige leiden häufiger unter Gallensteinen als Normalgewichtige. Während einer Reduktion des Körpergewichts ist das Risiko für die Gallensteinbildung erhöht, da weniger Gallensäure ausgeschieden wird und es somit leichter zu einer Ausfällung des Cholesterins kommen kann. Bei anfälligen Per-

sonen sollte eine Gewichtsreduktion daher sehr langsam erfolgen.
Personen, die an Fettstoffwechselstörungen und Diabetes Typ II leiden sind häufiger betroffen. Außerdem führen auch bestimmte Erkrankungen (Hepatitis) zu einem erhöhten Risiko für Gallensteine. Frauen sind aus hormonellen Gründen häufiger betroffen als Männer.

Häufiger bei Frauen

Ernährungstherapie

Empfehlungen für eine Prävention von Gallensteinen

Gallensteinleiden lassen sich durch Ernährungsfaktoren sehr gut verhindern. Die folgenden Empfehlungen sorgen für eine Prävention von Gallensteinen:

- Übergewicht vermeiden (Kalorienzufuhr sollte dem Bedarf angepaßt werden; dadurch normalisiert sich das Übergewicht).
- Vorhandenes Übergewicht sollte man langsam senken.
- Der Fettsäureanteil in der Nahrung sollte verringert werden (Restriktion auf 50–60 g/Tag).
- Eine ballaststoffreiche Kost ist empfehlenswert: 30 g Weizenkleie bzw. Kleieprodukte pro Tag sind sinnvoll.
- Die Zufuhr raffinierter Kohlenhydrate (Zucker und Weißmehl) sollte reduziert werden (unter 15 g/Tag).
- Regelmäßige Einnahme von pflanzlichen homöopathischen Komplexmitteln zur Leber-Galle-Anregung (z. B. PaMo hepan, Hevert Gall S Saft).
- Speiseöle, besonders Distelöl, fördern den Gallefluß.
- Bitterstoffe in Form von Teesorten (PaMo Leber-Galle-Tee) oder Bio-Urbitter-Granulat von Dr. Pandalis sorgen für einen besseren Gallefluß und eine bessere Verdauung.
- Zusätzliche Nährstoffempfehlungen: Vitamin C und E. Vitamin E und C schützen vor der Bildung von Gallensteinen, Vitamin E kann sogar die Auflösung beschleunigen.

Gastritis und Magengeschwür

Entzündung der Magenschleimhaut

Eine häufige Erkrankung in der Durchschnittsbevölkerung ist auch die Entzündung der Magenschleimhaut oder Gastritis. Man unterscheidet allgemein die akute und die chronische und chronisch-atrophische Gastiritis.

Akute Gastritis

Die *akute Gastritis* wird normalerweise durch sogenannte Noxen, also schädliche Einflüsse ausgelöst. Dazu gehören Medikamente, Alkohol, Rauchen und Streß. Aber auch mit Keimen kontaminierte Speisen können eine Gastritis auslösen.

Symptome

Symptome einer akuten Gastritis sind Schmerzen im mittleren Oberbauch und gelegentlich Erbrechen.

Ernährungstherapie

Als Ernährungstherapie empfiehlt sich das Vermeiden jeglicher Nahrungszufuhr (Nahrungskarenz) für 24–36 Stunden.

Chronische Gastritis

Helicobacter pylori

Ursache der mit zunehmendem Lebensalter häufiger werdenden *chronischen bzw. chronisch-atrophischen Gastritis* ist die Besiedelung der Magenschleimhaut mit dem Bakterium *Helicobacter pylori* (früher als Campylobacter pylori bezeichnet).

Nachgewiesen werden kann dieses Bakterium durch verschiedene Testmethoden, z. B. Atem- oder Bluttest. Eltern infizieren oft schon ihre Kleinkinder. Sie sollten die Nuckel der Flaschen fürs Kind nicht in den Mund nehmen, um zum Beispiel die Temperatur der Flaschennahrung zu probieren, denn schon auf diesem Wege können die Bakterien übertragen werden.

Wichtig ist eine Änderung des Magenmilieus

Die Bakterien können mit Antibiotika oder Naturheilmitteln abgetötet werden. Wichtig ist eine Änderung des Magenmilieus, sonst tritt das Bakterium mit hoher Wahrscheinlichkeit wieder auf. Zu bedenken sind die Nebenwirkungen einer Antibiotikatherapie. Daher sollte der erfahrene Behandler die Therapieform immer abwägen, oft ist Gastritis keine lokale Erkrankung, sondern Erkrankung des gesamten Körpers.

Magengeschwür und Zwölffingerdarmgeschwür

Tief in die Magenwand reichende Defekte

Bei den Magen- oder Zwölffingerdarmgeschwüren handelt es sich um lokale, mehr oder weniger tief in die Magenwand reichende Defekte als Folge einer Selbstandauung der Magenwand durch eine vermehrte Produktion von Magensäure. Ein Magengeschwür tritt normalerweise immer zusammen mit einem Zwölffingerdarmgeschwür auf, da der übersäuerte Magensaft in den Zwölffingerdarm übertritt und auch dort zu Beschwerden führt.

Treten zusammen auf

Gründe für mangelndem Schutz gegen die Selbstverdauung:

- Besiedlung der Magenschleimhaut mit Helicobacter pylori,
- seelisch psychische Belastungen,
- Medikamente: Kortison, ASS (Aspirin), Antirheumatika.

Medikamente werden oft überschätzt

Der Einfluß von Medikamenten wird oft überschätzt. Ein Versuch konnte dies bestätigen. Überraschenderweise wurden stark gewürzte Speisen und sogar das Auftragen von 30 g Jalapeno-Pfeffer auf die Magenschleimhaut ohne endoskopisch nachweisbare Schädigungen vertragen.

Symptome

Druck- und Völlegefühl

Symptome eines Magengeschürs: Druckgefühl oberhalb und links vom Nabel, Völlegefühl und Oberbauchschmerzen vor allem nach dem Essen

Nüchternschmerz

Das Symptom eines Zwölffingerdarmgeschwürs ist der Nüchternschmerz, also die Beschwerden vor dem Essen.

Komplikationen

Magenblutung, Magenperforation, Magenverengung

Zu den gefürchteten Komplikationen eines Magengeschwürs (Ulcus ventriculi) gehören Magenblutung, Magenperforation und eine Magenverengung (Pylorusstenose). Bei der Magenperforation kommt es zu einem Durchbruch in die Bauchhöhle. Dadurch entsteht eine Bauchfellentzündung (Peritonitis). Es besteht sofortiger Handlungsbedarf, um lebensgefährliche Komplikationen zu verhindern.

Karzinom als Spätfolge

Als Spätfolge eines Magengeschwürs kommt es unter Umständen auch zur Entwicklung eines Magenkarzinoms.

Medikamentöse Therapie

Helicobacter bei über 95 % der Patienten

Untersuchungen zeigten, daß bei über 95 % aller Patienten mit Magen- und Zwölffingerdarmgeschwür (Duodenalulcus, Ulcus duodeni) eine Besiedelung der Magenschleimhaut mit Helicobacter pylori vorliegt. Möglicherweise ist diese Keimbesiedlung eine Mitursache für Magen- und Zwölffingerdarmgeschwüre (Geschwür = Ulcus, Plural: Ulzera).

Antazida und Antibiotika

Die Anwendung von Säureblockern (Antazida), Antibiotika oder pflanzlichen Arzneimitteln (z. B. Bolbus alba comp. Wala) führt meist zur Elimination des Bakteriums aus der Magenschleimhaut und zur Verbesserung der Magenschleimhaut. Dadurch heilt das Geschwür innerhalb von wenigen Wochen ab, und der Patient ist von seinem Leiden geheilt. Bei den meisten Patienten gelingt die Entfernung des Keims.

Gehört das Geschwür zu den Infektionskrankheiten?

Es gibt einige Therapeuten, die wegen der Keimbesiedlung das Magen- und Zwölffingerdarmgeschwür in den Bereich der Infektionskrankheiten einreihen. Nach meiner Meinung ist ein Zusammenhang zu sehen, aber auf einen alleinigen Auslöser möchte ich mich nicht festlegen. Gerade bei diesen Patienten war immer eine hohe psychische Belastung beteiligt, oftmals auch Allergien und Nahrungsmittel-Unverträglichkeiten.

Männer doppelt so häufig wie Frauen betroffen

Träger der Blutgruppe 0 sind häufiger durch eine Infektion mit Helicobacter pylori betroffen als die Duchschnittsbevölkerung. Männer sind doppelt so häufig wie Frauen betroffen; 10–20 % der Bevölkerung sind mindestens einmal im Leben mit dem Magenkeim infiziert.

Ernährungstherapie

Zucker meiden

Starker Konsum von raffiniertem Zucker regt eine übermäßige Absonderung von Magensäure an. Aus diesem Grund sollte Zucker gemieden werden.

Kuhmilch

Kuhmilch vermindert den Säuregrad des Magens nur kurze Zeit, später folgt eine verstärkte Säureausschüttung, die Magengeschwüre fördert.

Alkohol

Starker Alkoholgenuß kann zu Verätzungen der Magenschleimhaut und zur Bildung von Geschwüren führen.

Kaffee

Sowohl koffeinfreier als auch herkömmlicher Kaffee verschlimmern oft die Beschwerden.

Nahrungsmittel-Unverträglichkeiten

Nahrungsmittel-Unverträglichkeiten tragen in vielen Fällen zur Bildung von Magengeschwüren bei. Viele Patienten, die unter Geschwüren leiden, zeigen oft gleichzeitig in anderen Körperorganen (z. B. in den Atemwegen) Anzeichen einer Allergie. Verdächtige Lebensmittel sollten ausgetestet werden. Oft sind diese Lebensmittel – nach meiner Ansicht an 1. Stelle Kuhmilch – mitverantwortlich für die Entstehung von Geschwüren.

Ernährung sollte kuhmilchfrei sein, Kartoffeln und Gemüse enthalten

Die Ernährung sollte kuhmilchfrei sein, tierische Eiweiße reduzieren und möglichst viel Kartoffeln und Gemüse beinhalten. Kartoffelbrei ohne Milch mit dem Kartoffelwasser zubereitet hat sich in mancher Akutsituation bestens bewährt. Saft aus rohem Kohl, der Aminosäuren enthält, kann bei Verträglichkeit die Heilung unterstützen; täglich ½ Liter trinken. Auch Gemüsesäfte (z. B. Biotta Breuss-Bio-Gemüsesaft) werden von uns gerne verordnet.

Nicht rauchen!

Auf Rauchen sollte verzichtet werden.

Meiden Sie Medikamente, die die Magenschleimhäute angreifen, z. B. Aspirin.

Scharfe Gewürze meiden

Scharfer Senf, Meerrettich, Paprika und Knoblauch verstärken die Säureproduktion im Magen und sollten daher gemieden werden.

Vitamin A, E und C

Als zusätzliche Nährstoffempfehlungen: Vitamin A und E zum Schutz vor Magengeschwüren und Vitamin C und Zink zur Förderung des Heilungsprozesses. Vitamin C jedoch nict als Ascorbinsäurepulver einnehmen, weil es von vielen Magenempfindlichen nicht vertragen wird.

Gicht

Stoffwechselstörung mit verminderter Harnsäureausscheidung

Bei der Gicht handelt es sich um eine Stoffwechselstörung, bei der es zu einer verminderten Ausscheidung von Harnsäure über die Nieren kommt. Im Blutserum entsteht eine erhöhten Konzentration von Harnsäure (Hyperurikämie). Gefördert wird diese erbliche Erkrankung durch äußere Faktoren wie hochkalorische Ernährung, übermäßigen Fleischgenuß und Alkoholmißbrauch. Das wird auch deutlich, da die Gicht in Notzeiten sehr selten ist.

Erbliche Erkrankung

Früher war die Gicht eine Krankheit der Reichen, heute ist sie wegen der Überernährung und der fehlenden Bewegung allgemein verbreitet. Etwa 1–2 % der Durchschnittsbevölkerung sind betroffen, wobei, was die Geschlechterverteilung betrifft, auf 10 Männer nur 1 Frau kommt.

Symptome

Harnsäure fällt als Natriumsalz aus

Gichtknoten

Der erhöhte Harnsäurespiegel führt dazu, daß die Harnsäure als Natriumsalz ausfällt und sich in Gelenkkapseln und Gelenkknorpeln, der Ohrmuschel und den Nierentubuli ablagert. Es kommt zu *Gichtknoten,* in denen sich die Harnsäurekristalle ablagern. Ein akuter Gichtanfall macht sich durch starke Schmerzen, Schwellung und Rötung bemerkbar. Häufig ist die *Podagra,* eine akute Arthritis des Großzehengelenks.

Podagra

Erhöhter Fleisch- oder Alkoholkonsum

Ausgelöst werden die Symptome oft durch einen erhöhten Fleisch- oder Alkoholkonsum.

Gichtniere als Spätfolge

Spätfolge ist die Gichtniere, die zu einem nierenbedingten Bluthochdruck und schließlich zu einer Herzinsuffizienz führen kann.

Behandlung

Medikamente

Behandelt wird die Gicht medikamentös mit Substanzen, die die renale Harnsäureausscheidung steigern, oder mit Xanthinoxidasehemmern, die die Harnstoffsynthese hemmen.

Pflanzliche Mittel

Als pflanzliches Harnsäure-Ausscheidungsmittel haben sich in Kombination PaMo renal und PaMo lymph bewährt. Diese können sowohl als Monotherapie als auch als komplementäre Therapie eingesetzt werden.

Auf Säure-Basen-Haushalt achten

Auf den Säure-Basen-Haushalt achten, damit die Säuren über die Nieren ausgeschüttet werden können, z. B. mit Alkala-N-Pulver, Bullrich Vital-Tabletten, Basica oder Basosyx.

Ernährung mit wenig Eiweiß und wenig Purinen

Diätetisch behandelt man die Gicht mit einer Ernährung, die wenig Eiweiß und wenig Purine enthält. Eiweiß führt zu einer Steigerung der Harnsäureausscheidung. Purine sind Bestandteile von DNS und RNS, den Trägern der Erbsubstanz in der Zelle. Daher sind auch in erster Linie die Gewebe mit einer hohen Zellteilungsrate besonders schädlich für Gichtpatienten. In der praktischen Anwendung bedeutet dies, Nahrungsmittel zu streichen, die einen hohen Puringehalt aufweisen, also Fleisch, Innereien, Fleischextrakt. Am besten ist eine Umstellung auf vegetarische Kost.

Umstellung auf vegetarische Kost

Puringehalt (berechnet als mg Harnsäure) verschiedener Lebensmittel pro 100 g Frischgewicht und 100 kcal (418 kJ).

	Harnsäure in mg/100 g	Harnsäure in mg/100 kcal
Innereien		
Bries	900–1200	900
Leber	200–300	190
Niere	240	200
Fleisch		
Rindfleisch, fett	110	55
Rindfleisch, mager	130	65

	Harnsäure in mg/100 g	Harnsäure in mg/100 kcal
Schweinefleisch, fett	118	39
Schweinefleisch, mager	130	43
Kalbfleisch, fett	125	78
Kalbfleisch, mager	190	118
Fisch		
Karpfen	150	125
Anchovis	450	280
Seezunge	127	62
Gemüse		
Spinat	70	350
Erbsen, grün	145	181
Spargel	30	150
Blumenkohl	25	80
Salat	20	100
Milch		
Milchprodukte	0	0
Brot		
Schwarzbrot	40	15
Weißbrot	5–25	5
Verschiedenes		
Reis	0	0
Nudeln	0	0
Eier (pro Stück)	1	1
Butter	0	0
Wein	0	0
Bier	16	23
Kaffee, Tee	0	0

Tee, Kaffee und Kakao sind ungefährlich

Früher nahm man an, daß Tee, Kaffee und Kakao wegen ihres Xanthingehalts auch schädlich sind. Diese Getränke scheinen bei Gichtkranken jedoch nicht kontraindiziert zu sein, da die Xanthinbasen die Harnsäurewerte nicht erhöhen. Kaffee solle wegen seiner starken Säuresekretion im Magen Genußmittel bleiben und kein Dauergetränk.

Alkohol einschränken

Eingeschränkt werden sollte jedoch dringend der Alkoholkonsum, da die auftretende Hyperlaktazidämie die Harnsäureausscheidung über die Niere hemmt. Das Risiko der Nierensteinbildung erhöht sich mit steigender Harnsäurekonzentration.

Ernährungsregeln

- Verringerung der Purinaufnahme durch die Nahrung.
- Höchstens eine Fleischmahlzeit (100–150 g) pro Tag, eher weniger, evtl. nur einmal pro Woche.
- Innereien meiden.
- Übergewicht sollte reduziert werden, da es dann auch zu einer Erniedrigung des Harnsäurespiegels kommt. Totales Fasten erhöht in den ersten Fastentagen den Harnsäurespiegel, der sich später wieder normalisiert. Eventuell Reduktionsdiät in Verbindung mit Hypnose und stoffwechselanregenden Komplexmitteln.
- Alkohol meiden, zumindest drastisch einschränken. Alkohol reduziert die Harnsäureausscheidung. Besonders Bier hat einen relativ hohen Puringehalt. Kaffee, Tee und Wein sind purinfrei.
- Ausreichend Kräutertee und Mineralwasser trinken.
- Knappe Kost mit normaler Nährstoffrelation.
- Leicht resorbierbare Kohlenhydrate einschränken, da oft ein Diabetes mellitus oder eine Hyperlipoproteinämie vorliegt.

Grauer Star (Katarakt)

Betrifft besonders ältere Menschen

Grauer Star ist eine Erkrankung, die besonders ältere Menschen trifft. Es kommt zu einer Trübung der

Häufige Erkrankung

Augenlinse, die bis zur Erblindung führen kann. Grauer Star ist eine häufige Erkrankung: Ungefähr jeder 2. Mensch über 75 Jahren leidet darunter. Die hinter dem Auge befindliche Linse verliert ihre Durchsichtigkeit langsam über viele Jahre.

Erkrankung läßt sich beeinflussen

Doch läßt sich das Auftreten und Fortschreiten dieser Erkrankung erfreulicherweise beeinflussen. Das Risiko kann zu einem Großteil durch eine spezifische Nährstofftherapie beeinflußt werden.

Auslöser

Freie Radikale

Als Auslöser für die Entstehung von grauem Star macht man Schädigungen verantwortlich, die durch freie Radikale ausgelöst werden. Diese freien Radikale wirken durch das Sonnenlicht, dem das Auge meist lebenslang ausgesetzt ist, auf die Linse ein. Um der Entstehung von grauem Star vorzubeugen oder um sein Fortschreiten zu verzögern, sollte man sich daher die Wirkung der Antioxidanzien zunutze machen.

Antioxidanzien

Vitamin C und E

Antioxidanzien sind Substanzen, die die schädlichen freien Radikale unschädlich machen können (siehe Seite 217). Die Vitamine C, E und Betakarotin sind bekannte und sehr wirksame Antioxidanzien. In einer Untersuchung wurde festgestellt, daß die Personen, die Zusatzpräparate zu sich nahmen, weniger häufig betroffen waren. Bei den Personen ohne grauen Star war die Aufnahme von Vitamin E und Vitamin C größer als bei den Personen mit grauem Star.

Durch die tägliche Einnahme von 500 mg Vitamin C und 400 mg Vitamin E läßt sich das Risiko für grauen Star mehr als halbieren. Wenn die Erkrankung schon vorhanden ist, läßt sie sich in einem frühen Stadium sogar teilweise zurückbilden. Wichtig ist, daß die Einnahme der Antioxidanzien über einen langen Zeitraum erfolgt.

Riboflavin

Zink

Auch 50 mg Vitamin B_2 (Riboflavin), ggf. als Teil eines B-Komplexes eingenommen, können zu einer Rückbildung der Trübung führen. Auch Zink in einer Dosierung von 30 mg pro Tag kann zur Verhinderung von grauem Star beitragen. Augentropfen, Enzyme und Schlangengifte können kombiniert werden. Entgiftungstherapien und Heilfasten verbessern die Gesamtsituation.

Sonstige Empfehlungen

Man sollte keinesfalls direkt in die Sonne schauen. Auch das Tragen einer Sonnenbrille kann das Risiko vermindern.

Nicht direkt in die Sonne sehen

Grippe, grippale Infektionen und Erkältungen

Infektionskrankheiten

Bei diesen Formenkreisen handelt es sich meist um Infektionskrankheiten, die fast immer durch einen Virus ausgelöst werden. Am häufigsten kommen Erkältungen vor, echte Grippeinfektionen sind dagegen sehr selten.

Viren werden übertragen

Die Viren können auf der Haut oder anderen Oberflächen mehrere Stunden überleben und werden dann durch Kontakte übertragen. Dann müssen bei Infektionen die Viren, Bakterien oder andere Parasiten die Immunabwehr des Körpers überwinden.

2 Hauptbestandteile des Immunsystems

Das Immunsystem besteht aus 2 Hauptbestandteilen: dem Schutzwall der Haut und Schleimhäute und den weißen Blutkörperchen. Zu ersterem zählt auch der Darm. Erreger müssen diese Hindernisse überwinden, um in den Körper zu gelangen.

Ernährung ist wichtig

Die Ernährung spielt auch hier eine große Rolle. Eine optimale Ernährung spendet der Haut Feuchtigkeit, hält sie geschmeidig und verhindert, daß sie trocken und rissig wird.

Zellen als Barriere

Die Zellen, die den Verdauungstrakt auskleiden, bilden eine leistungsfähige Barriere. Im Dickdarm verwehren über 500 Bakterienarten den Zugang zum Körper. Nur eine angemessene Versorgung dieser Gewebe mit Nährstoffen gewährleistet die Gesundheit dieser Schutzwälle. Bei Folsäuremangel zum Beispiel wird die Darmwand dünn und durchlässig, was die Abwehrfähigkeit sehr beeinträchtigt.

Weiße Blutkörperchen

Die weißen Blutkörperchen werden in den Lymphknoten und im Rückenmark gebildet, sie machen im ganzen Körper Eindringlinge unschädlich. Etwa eine von 100 Körperzellen ist ein weißes Blutkörperchen. Diese riesige Armee von Millionen Zellen ist auf die Nährstoffzufuhr angewiesen, ein Nährstoffmangel kann die Immunzellen schwächen und ihre Anzahl verkleinern. Andererseits können wir mit pflanzlichen Komplexmitteln und Nährstoffen das Immunsystem ankurbeln. Hier haben sich als Komplexmittel PaMo gripp N und PaMo bronch in Verbindung mit Vitaminen und Nährstoffen besonders bewährt. Als Einzelmittel können Zink und Vitamin B_6 die Widerstandskraft wesentlich verbessern.

Nährstoffmangel kann die Immunzellen schwächen

PaMo-Komplexmittel

Ernährungsempfehlungen

Wenig raffinierte Nahrungsmittel, Fette und Alkohol

Der übermäßige Verzehr von raffinierten Nahrungsmitteln, Fetten und Alkohol kann das Immunsystem schwächen. Der Verzehr von 100 g Zucker (in 1 l Coca-Cola enthalten) kann die Arbeit der weißen Blutkörperchen bis zu 5 Stunden stark beeinträchtigen.

Auch Übergewicht, hohe Cholesterin- und Blutfettwerte schwächen das Immunsystem.

Besonders ältere und kranke Menschen sind ungenügend mit Eiweißen, essentiellen Fettsäuren und Mikronährstoffen versorgt. Ein Multivitamin- und Nährstoffpräparat ist sehr sinnvoll; zusätzlich eventuell Vitamin C, E, Zink und den B-Komplex. Dies sollte jedoch ein Fachmann zusammenstellen.

Multivitamin- und Nährstoffpräparat

Harnstau

Harnröhre wird durch Prostata eingeengt

Eine altersbedingte Verschiebung im Hormonhaushalt führt dazu, daß die Prostata wächst. Dadurch wird die Harnröhre eingeengt, und die Betroffenen haben Probleme beim Wasserlassen.

Ab etwa dem 60. Lebensjahr besteht eine erhöhte Gefahr, an Prostatakrebs zu erkranken.

Therapie

Der Urologie sollte sicherheitshalber unbedingt ausschließen, daß krebsartige Veränderungen die Ursache für die Prostatavergrößerung sind.
Reis, Vollkorn- und Sojaprodukte, Bohnen, Erbsen, Linsen, Kürbiskerne, Leinsamen und Tee enthalten sog. Phytoöstrogene. Diese Pflanzenöstrogene sorgen als Antagonisten der menschlichen Hormone dafür, daß das Wachstum der Prostata aufhört.

Pflanzenöstrogene behindern das Prostatawachstum

Horvi-Schlangengifte in Verbindung mit pflanzlichen Prostatamitteln, evtl. einem Nieren- und Blasenmittel (z. B. PaMo renal), zeigen zum Teil auffällig gute Erfolge.

Schlangengifte

Eine Ernährungsumstellung sowie Behandlungen mit der Ondamed-Schwingungstherapie sind sehr positiv.

Ernährungsumstellung

Karpaltunnelsyndrom

Vom Karpaltunnelsyndrom werden häufig Menschen betroffen, die sich ständig wiederholende Bewegungen mit den Händen ausführen müssen, wie z. B. Maschineschreiben, Computereingaben, Datenverarbeitung, Klavierspielen, Stricken usw. Ausgelöst werden die schmerzhaften Beschwerden am Handgelenk durch Druck auf den Nerv, der die Hand versorgt. Dieser Nerv führt durch einen schmalen »Knochentunnel«. Durch die regelmäßigen Bewegungen von Hand und Handgelenk schwillt das Gewebe, das den Nerv umgibt, an und drückt so auf den Nerv. Dies führt zu Schmerzen, Schwächegefühl, Taubheit, Kribbeln und Brennen im Bereich der Mittelhand und der Finger.

Ursache

Symptome

Therapieempfehlungen

Konventionelle Therapie

Zur konventionellen Behandlung gehört die Ruhigstellung der Hand, damit Bewegungen von Hand und Handgelenk vermieden werden. Dies wird durch eine Schiene erreicht. Auch chirurgische Eingriffe sind möglich, sollten jedoch nur als allerletzte Lösung gewählt werden.

Enzyme

Im Bereich der alternativen Medizin haben wir hier Enzyme mit einer guten Wirkungsbreite. Meist gebe ich einige Tage hochdosiert Wobenzym Drag. und gleichzeitig Horvi-Schlangengifte. Dazu haben sich Magnesium, Vitamin C Gamma-Linolensäure und ein Vitamin-B-Komplex-Präparat gut bewährt. Lokal mit Horvi-Serpalgin-Salbe einreiben.
Schwellung und Schmerzen gehen schnell zurück und werden zusätzlich durch Akari-Farbölumschläge unterstützt.

Nahrungsmittel-Unverträglichkeiten als Ursache

Nahrungsmittel-Unverträglichkeiten können ebenfalls ein Grund für die Auslösung des Karpaltunnelsyndroms sein, da sie Schwellungen verursachen und so das Karpaltunnelsyndrom verursachen.

Krampfadern

Häufigste Erkrankung der Venen

Die häufigste Erkrankung der Venen sind die Krampfadern, jeder Zweite ist mittlerweile davon betroffen. Je mehr Schwangerschaften, desto größer ist die Neigung zu Krampfadern. Besonders im Sommer kommt es zu Komplikationen. Während die *Besenreiser* eher ein optisches Problem darstellen, müssen Krampfadern ggf. sogar operativ behandelt werden, bevor sie zu Geschwüren führen. Die Bezeichnung hat nichts mit Krampf zu tun, sondern kommt vom mittelalterlichen Wort Krummader.

Besenginster

Angeborene Schwäche der Venenwand

Krampfadern sind teilweise durch eine angeborene Schwäche der Venenwand und durch defekte Venenklappen bedingt. Zur sekundären Varikose (ausgedehnte Krampfaderbildung) kommt es bei einer Verstopfung der tiefen Venen mit Blutgerinnseln (Thrombosen). Wenn die tiefen Beinvenen verschlossen sind, kann das Blut nicht mehr nach oben abfließen, es wird zurückgestaut. Dadurch kommt es zu einem Druckanstieg in den Gefäßen, die Venenwände dehnen sich, und es bilden sich Umgehungskreisläufe, indem die Verbindungsvenen in falscher Richtung passiert werden. Unter dem Druck dehnen sich diese aus und fallen dann als verlängerte und erweiterte Krampfadern ins Auge. Man unterscheidet verschiedene Formen von Krampfadern, auch die weniger gefährlichen Besenreiser gehören hierher.

Druckanstieg in den Gefäßen

Umgehungskreisläufe

Spannungsgefühl in den Beinen, schwere Beine, geschwollene Knöchel und Unterschenkel, Beschwerden werden bei Wärme, längerem Stehen oder Sitzen schlimmer.

Symptome

Folgen von Krampfadern

Schon allein durch das Krampfaderleiden, auch ohne tiefe Venenthrombosen, kann es zu Ernährungsstörungen der Haut kommen. Weil die Durchblutung gestört ist, können nicht genügend Nährstoffe angeliefert und Stoffwechselendprodukte wieder wegbefördert werden. Die Haut wird bräunlich und verdickt. Als chronisches Endstadium der Krampfadern kommt es dann zum *offenen Bein*, also schlecht heilenden Geschwüren am Unterschenkel (Ulcus cruris). Die Durchblutungsstörungen in den Krampfadern führen gelegentlich zu einer lokalen Entzündungsreaktion, die sich durch Rötung, Erwärmung und Druckschmerz des betroffenen Bereichs bemerkbar macht.

Ernährungsstörungen der Haut

Offenes Bein als Endstadium

Krampfadern sind sehr empfindlich, selbst kleinste Verletzungen können dazu führen daß sie platzen (Varizenruptur) und dann einen relativ großen Blutverlust verursachen. Wenn dies passiert, ist ein sofortiges Hochlagern des Beins angezeigt. Danach verabfolgt man einen Druckverband, am besten mit steriler Wundauflage, und bringt den Betroffenen sofort zum Arzt!

Krampfadern sind sehr empfindlich

Druckverband

Klassische Behandlung der Krampfadern

Heilung ist nicht möglich

Eine eigentliche Heilung von Krampfadern ist nicht möglich, aber bei rechtzeitiger Behandlung kann verhindert werden, daß sie sich verschlechtern, und es kann sogar zu einer Besserung kommen.

Verödung

Bei kleinen Krampfadern ist noch eine Verödung möglich. Dadurch werden die Krampfadern dauerhaft verschlossen und nehmen praktisch nicht mehr am Geschehen teil.

Laserbehandlung

Eine Laserbehandlung wird besonders bei den Besenreiservarizen durchgeführt.
Wenn das Krampfaderleiden schon deutlicher ausgeprägt ist, muß operiert werden. Bei einer Operation müssen je nach Situation und Prognose immer die Vor- und Nachteile abgewogen werden.

Warnsymptome für die Entstehung von Krampfadern

Wenn die Venen erst einmal geschädigt und Krampfadern entstanden sind, gibt es keine Heilung. Daher

Rechtzeitig auf die Symptome achten

sollte man unbedingt rechtzeitig auf die Symptome achten: schwere müde Beine, Spannungsgefühl, Schwellungen, Druckempfindlichkeit, Schmerzen, evtl. Juckreiz und Wadenkrämpfe.
Chrarakteristischerweise machen sich diese Symptome

Besonders abends

besonders abends bemerkbar und sind morgens wieder weg. Kritisch wird es auch an warmen Tagen und bei langem Stehen oder Sitzen. Die Ursache für

Ödem als Ursache

diese Symptome ist das Ödem (Flüssigkeitsansammlung), das sich in den Beinen, besonders in den Knöcheln, bemerkbar macht.

Andere Medikamente und Therapien gegen Krampfadern

Diuretika

Um die Flüssigkeit auszuschwemmen, werden oft Diuretika verschrieben. Wegen der teilweise drastischen Nebenwirkungen sind sie jedoch nicht auf Dauer einsetzbar, sondern dürfen nur kurze Zeit angewandt werden. Diuretika erhöhen die Ausscheidung von Flüssigkeit. Wenn jedoch zuviel Flüssigkeit ausgeschieden wird, macht sich das beim Blut bemerkbar. Man könnte vereinfacht sagen, das Blut »dickt ein«. Durch dickflüssiges Blut wird jedoch die Thromboseneigung erhöht. So geschieht genau das, was vermieden werden soll. Diuretika sollte man also niemals anwenden, ohne dies vorher mit dem Arzt abzusprechen, und dann auch nur kurzfristig!

Dickflüssiges Blut

Die gleiche Vorsicht ist bei Substanzen geboten, die die Spannkraft (Tonus) der Venenwände erhöhen und Aussackungen verhindern sollen, um so den Blutrückfluß zu fördern. Diese Präparate können sich auch auf die Arterien auswirken, was dann dort zu einer Gefäßverengung führt. Die Konsequenz sind dann wieder Durchblutungsstörungen, die ja vermieden werden sollten.

Vorsicht vor Präparaten, die die Spannkraft der Venen erhöhen

Geringere Risiken bergen die nicht verschreibungspflichtigen Ödemprotektiva, die meist pflanzlichen Ursprungs sind. Sie sollen den Übertritt von Flüssigkeit von den Gefäßen ins Gewebe einschränken, also die Venen »abdichten«. Diese Medikamente können mit anderen Medikamenten kombiniert werden und langanhaltend eingenommen werden, was bei dem ja schließlich chronisch verlaufenden Venenleiden wichtig ist.

Ödemprotektiva

Pflanzliche Venenmittel (z. B. PaMo ven) haben sich in Verbindung mit Enzymen, Vitaminen und Antioxidanzien bewährt. Auch Sauerstofftherapien können sehr hilfreich sein.

Pflanzliche Venenmittel

Sauerstofftherapien

In letzter Zeit kommen Blutegelbehandlungen wieder in Mode. Diese werden in unserer Praxis seit Jahren durchgeführt. Eine angenehme Therapie mit einer hohen Wirkung. Entzündungen an den Beinen bilden sich erstaunlich schnell zurück, und die Problembeine bessern sich zusehends.

Blutegelbehandlung

Weitere hilfreiche Maßnahmen

Regelmäßige Bewegung

Gymnastik

Abgesehen von der medikamentösen Therapie und dem regelmäßigen Tragen der Stützstrümpfe ist es wichtig, sich regelmäßig zu bewegen. Durch eine gezielte Gymnastik kann die Beinmuskulatur gekräftigt werden. So wird die für den Rücktransport des Blutes wichtige Muskelpumpe aktiviert.

Ernährungstherapie

Ballaststoffarme Ernährung fördert Krampfadern

Eine ballaststoffarme Ernährung fördert die Entstehung von Krampfadern. Personen, die sich ballaststoffarm ernähren, neigen zur Verstopfung und müssen beim Stuhlgang stärker pressen. Dadurch wird ein starker Druck in den Beinvenen ausgelöst, was mit der Zeit zu Krampfadern führen kann bzw. die Situation bei genetischer Veranlagung verschlechtert. Personen mit Krampfadern sollten sich daher ballaststoffreich ernähren, indem sie besonders viel naturbelassene rohfaserreiche Nahrungsmittel wie Gemüse, Obst und Vollkornprodukte zu sich nehmen.

Gemüse, Obst und Vollkornprodukte

Übergewicht reduzieren

Außerdem sollte evtl. vorhandenes Übergewicht reduziert werden, da dadurch die Entstehung von Krampfadern gefördert wird.

Vitamin E

Vitamin E ist außerdem dringend zu empfehlen, da es die Klebrigkeit der Blutplättchen verringert und so das Risiko für die Bildung von Blutgerinnseln vermindert. Vitamin E macht das Blut gewissermaßen dünnflüssiger.

Sanum-Therapie

Auch Sanum-Therapie in Verbindung mit Vitaminen, Antioxidanzien und Enzymen verbessert das Blut.

Krämpfe

Muskelkrämpfe

Zu Muskelkrämpfen kommt es durch ein Übermaß an sportlicher Betätigung. Dadurch verliert der Körper mit dem Schweiß sehr viel Magnesium. Außerdem kommt es auch durch eiweißreiche Diäten, hohen Alkoholkonsum und durch abführende oder entwässernde Medikamente zu einer negativen Magnesiumbilanz.

Magnesiummangel

Ein Mangel an Magnesium erhöht die Neigung zu Muskelkrämpfen und kündigt sich häufig durch Kribbeln an.

Ernährungstherapie

Magnesiumreiche Nahrungsmittel

Bananen, Vollkornprodukte, Fisch, Bohnen, Nüsse und grünes Blattgemüse enthalten reichlich Magnesium. Außerdem sollte man vor und nach ausgiebiger sportlicher Betätigung eine Banane essen, die nicht nur Magnesium, sondern auch leicht nutzbare Energie enthält.

Bananen

2 Liter Flüssigkeit täglich

Unbedingt täglich mindestens 2 Liter Flüssigkeit (Wasser oder Kräutertee) aufnehmen. Dies kann bei Krämpfen in Verbindung mit Magnesiummangel sehr hilfreich sein.

Krebserkrankungen

Über dieses Thema gibt es mittlerweile sehr viel Literatur. Aus Platzgründen ist es an dieser Stelle jedoch nicht möglich, auf dieses Thema genauer einzugehen. An mehreren Stellen dieses Buches, so zum Beispiel beim Thema Ballaststoffe und bei der Besprechung der antioxidativen Vitamine, wird näher darauf eingegangen. Wer sich ausführlicher informieren möchte, sei auf mein Buch *Krebs naturheilkundlich begleiten – Wirkungsvolle Therapien zur biologischen Behandlung* aus dem gleichen Verlag (ISBN 3-89698-127-7) verwiesen.

Magersucht

Anorexia nervosa

Bulimie

Mädchen sind besonders betroffen

Zunahme der Erkrankung

Früher ging man davon aus, daß Magersucht (Anorexia nervosa) und deren erweitertes Stadium, die *Bulimie* (Eß-Brech-Sucht), eine reine Frauenkrankheit sei. Etwa 2% aller Frauen leiden an der selbstgewählten Verweigerung, Essen in ausreichender Menge und Art zu sich zu nehmen und auch bei sich zu behalten. Besonders Mädchen und junge Frauen bis zum 20. Lebensjahr sind betroffen. Seit einigen Jahren werden auch immer mehr Männer von dieser Erkrankung betroffen. Schätzungen gehen von einem Verhältnis von 1 : 10 bis 1 : 20 aus. In den letzten Jahren nimmt die Erkrankung deutlich zu.

Symptome der Magersucht

Symptome

Bindegewebige Umbauvorgänge

Verlust des Unterhautfettgewebes

Eiweißbestände werden abgebaut

Zu den wichtigsten Symptomen gehören extreme Kreislaufschwäche (Kachexie), erheblicher Gewichtsverlust, Nierenfunktionsstörungen, Herzrhythmusstörungen, entzündete Magenschleimhaut (Gastritis) und Schlafstörungen. Hungerödeme täuschen gelegentlich einen guten Ernährungszustand vor.
Aufgrund der Ernähungssituation kommt es zu bindegewebigen Umbauvorgängen von Ovarien (Eierstöcke) bzw. Hoden, die dadurch die Funktion verlieren. Bei Frauen kommt es zum Ausbleiben der Regelblutung (Amenorrhö), die nach einjähriger Normalisierung der Ernährung wieder verschwindet. Äußerlich fällt der Verlust des Unterhautfettgewebes auf, der die Knochen hervortreten läßt.
Bei der Bulimie kommt es durch das Erbrechen und die damit verbundene Einwirkung der Magensäure zu Zahnschäden (Stummelbildung) bis hin zu einem Riß in der Speiseröhre.
Aufgrund der Fehl- und Mangelernährung entstehen umfangreiche metabolische und endokrine Folgen. Zur Gewinnung von Glukose, die der Körper braucht (Glukoneogenese), werden die Proteinbestände ab-

Folgen der Mangelernährung

gebaut; Muskelschwund ist die Folge. Ferner ist der Grundumsatz erniedrigt, die Immunabwehr verschlechtert sich, Anämien entstehen, und Mangelerscheinungen machen sich bemerkbar. Außerdem ist der Blutzuckerspiegel erniedrigt und der Cholesterinspiegel erhöht.

10–15 % Sterblichkeit

Das Herz ist verkleinert und das EKG verändert. Der Blutdruck ist erniedrigt. Den Betroffenen ist meist nicht bewußt, daß die Sterblichkeit (Mortalität) bei 10–15 % liegt. Todesursache ist meist Kammerflimmern bei starker Kachexie (extreme Unterernährung und Gewichtsabnahme).

Psychische Störungen

Die psychischen Störungen bei Anorexie ähneln denen von Neurosen: Konzentrationsschwierigkeiten, erhöhte Reizbarkeit, Depressionen, soziale Isolation, Entscheidungsschwierigkeiten.

Theorien zur Entstehung einer Anorexie

Gründe für Magersucht

Die Symptomatik der Anorexie ist bei Männern und Frauen gleich. Bei Männern steht oftmals ein ausgeprägteres Fitneßideal im Vordergrund, während bei Frauen vielleicht mehr das Schönheitsideal ausschlaggebend ist. Manche Männer werden regelrecht sportsüchtig.

Enge Mutter-Tochter-Beziehung

Psychoanalytiker führen die Anorexie bei magersüchtigen und bulimischen Frauen auf eine zu enge Mutter-Tochter-Beziehung zurück; dadurch kann sich die Betroffene nicht mit der Mutter identifizieren, wodurch eine gestörte Identifikation mit der weiblichen Geschlechtsrolle resultiert. Die Weiblichkeit wird abgelehnt und die Entwicklung weiblicher Formen durch Hungern unterdrückt. Die Anorexie wäre nach dieser Theorie eine Widerstandsform gegenüber einer überbeschützenden Mutter.

Brutaler oder fehlender Vater

Bei Männern will es die Theorie, daß eine Identifikation mit der männlichen Geschlechterrolle aufgrund eines brutalen oder fehlenden Vaters nicht gelungen ist.

Einige Psychologen sehen in der durch den Vater

unterdrückten Mutter ein Symbol der Schwäche, deshalb vollzieht der Sohn einen Schulterschluß gegen den Vater, die Mutter gilt als Vorbild.

Oft ähnliche Verhältnisse

Bei den Betroffenen von Eßstörungen werden oftmals ähnliche Verhältnisse festgestellt. Ein Elternteil wird als extrem dominant, der andere als unterwürfig erlebt. Probleme in der Familie werden nicht offen, sondern verdeckt ausgetragen. In solchen Familien entstehen oft auch andere psychosomatische Erkrankungen.

Multifaktorieller Ursachenkomplex

Wie so häufig, gibt es wohl einen multifaktorielle Ursachenkomplex. Familiäre, soziokulturelle, biochemische und individuelle Ursachen spielen bei der Entstehung von Eßstörungen zusammen.

Sexueller Mißbrauch

Eine individuelle Ursache ist in vielen Fällen auch ein sexueller Mißbrauch. Anorektische oder bulimische Frauen haben schätzungsweise in 60 % der Fälle diese traumatische Erfahrung durchmachen müssen. Bei Männern wird ein niedrigerer Prozentsatz angenommen. Frauen versuchen, ihren Körper als Objekt der Demütigung durch ihr anorektisches oder bulimisches Verhalten »verkleinern« zu wollen. Männer suchen ihren Halt im Sport und versuchen, ihren Körper durch sportliche Betätigung zu stärken.

Die Betroffenen sind sexuell gehemmt

Das Resultat ist allerdings, daß die Betroffenen sexuell gehemmt werden und ihr körperlicher Zustand Sexualität gewissermaßen verhindert. Dies trifft um so mehr zu, da durch die extreme Unterernährung die Funktion der Geschlechtsdrüsen vermindert ist. Asexualität scheint jedoch nicht nur Folge, sondern auch Zweck des Hungerns zu sein. Bei Eßstörungen kommt sexueller Mißbrauch nicht häufiger vor als bei anderen psychischen Störungen.

Biologische Ursachen

Diäten als Ursache

Als biologische Ursachen für Eßstörungen sehen viele Experten auch die Diäten, die der Körper über sich ergehen lassen mußte. Diese können auch bei normalen Menschen Eßstörungen auslösen. In einer Studie aus den fünfziger Jahren wurden jungen Männern über 6 Monate nur 50 % des individuellen Kalorienbedarfs gegeben. Anschließend traten ähnliche Symptome wie bei Eßstörungen auf, u. a. Haarausfall und das Sammeln von Kochutensilien.

Der Grundumsatz sinkt um bis zu 40 %

Durch Diäten sinkt der Grundumsatz um bis zu 40 %. Nach Ende der Diät bleibt der Grundumsatz noch eine zeitlang erniedrigt. Daher nimmt man nach einer Diät, wenn man wieder normal ißt, oft mehr zu als man vorher abgenommen hatte. So erklärt sich der sog. Jo-Jo-Effekt. Dadurch steigt mit der Anzahl der durchgemachten Diäten auch das Körpergewicht. So entsteht ein scheinbar auswegloser Kreislauf.

Biochemische Ursachen

Neuropeptide

Als biochemische Ursachen für Magersucht und Bulimie kommen die Neuropeptide in Frage, die bei der Hunger-Sättigungs-Regulation von Bedeutung sind, wie z. B. Cholecystokinin (CCK) oder die Botenstoffe im Gehirn (Neurotransmitter) Serotonin, Noradrenalin, Dopamin und endogene Opiate.

Serotonin

Serotonin, das auch an der Entstehung von Depressionen beteiligt sein soll, könnte auch an der Entstehung von Eßstörungen beteiligt sein. In einer amerikanischen Studie stellte man fest, daß bei Bulimie bei den Betroffenen ein Zusammenhang zwischen Serotoninspiegel in der Rückenmarksflüssigkeit und dem Auftreten von Heißhungerattacken vorlag. Je niedriger der Serotoninspiegel, desto häufiger traten Heißhungerattacken auf. Gestützt wird diese Feststellung durch die Tatsache, daß Bulimien durch Antidepressiva therapiert werden können. Diese Substanzen aktivieren je nach Art des Präparats die Serotoninrezeptoren im Gehirn.

Bulimie kann durch Antidepressiva behandelt werden

Therapie

Psychotherapie

Selbstwertgefühl ist oft gestört

Bei Eßgestörten ist oft auch das Selbstwertgefühl gestört. Bei einem geringen Selbstwertgefühl bietet sich eine Möglichkeit zur Erhöhung des Selbstwertgefühls dadurch, wenigstens das eigene Äußere zu beeinflussen zu können. Betroffene üben so eine Selbstkontrolle, sie erlernen durch die Eßstörungen, Macht über den eigenen Körper zu erlangen.

Verschiedene Therapien

Die gebräuchlichen Therapien setzen hier an. Durch kreatives Gestalten, Körper- , Gruppen-, Gesprächs- und Verhaltenstherapien sollen die Betroffenen soziale Kompetenz erlernen, Grenzen zu setzen und sich selbst zu akzeptieren. Durch veränderte Eßgewohnheiten sollen die Betroffenen während der Therapie 100 Gramm pro Tag an Gewicht zunehmen.

Den Grund, wieso mehr Frauen als Männer wegen einer Eßstörung behandelt werden, liegt eventuell darin, daß sich Männer einer Behandlung eher verschließen und nicht den Weg in die Beratung finden. Außerdem kompensieren Männer ihre Probleme möglicherweise anders. Alkohol und Drogen führen Männer eher in die Suchtklinik anstatt in die Therapie gegen Eßstörungen.

Heilhypnose

Die besten Erfolge haben wir in unserer Praxis mit medizinischer Heilhypnose, die wir mit Ondamed-Schwingungstherapie und orthomolekularer Nahrungsergänzung kombinieren. Für Frauen empfehle ich Fem fit, für Männer Cela von Burgerstein/Switamin zur Nährstoff-Grundversorgung.

Ernährungstherapie

- Es wird eine optimierte Mischkost empfohlen, um alle benötigten Nährstoffe in ausreichender Menge zur Verfügung zu stellen.
- 5–6 kleine Mahlzeiten pro Tag sind sinnvoll.
- Zu Anfang der Therapie Kalorien entsprechend des Sollgewichts zuführen (nicht des Istgewichts), dann steigern.

- Wegen der angegriffenen Verdauungsorgane ist eine Schonkost empfehlenswert (Kost ohne Nahrungsmittel, die Aversionen auslösen).
- Wenn Nahrungsfette schlecht vertragen werden, sollten diese durch MCT-Fette ersetzt werden.
- Bei der Kohlenhydratzufuhr muß die eingeschränkte Glukosetoleranz berücksichtigt werden.
- Bei Laktasemangel Kuhmilch und laktosehaltige Kuhmilchprodukte meiden. Eine Umstellung auf Ziegenmilch kann positiv sein.
- Nährstoffe zur Gesamtversorgung aus der orthomolekularen Medizin einsetzen.
- Die Proteinzufuhr ist nicht problematisch.
- Eine Sondenernährung ist nur in schweren Fällen erforderlich.
- Wichtig ist eine psychologische Betreuung.

Migräne / Kopfschmerzen

Symptome

Migräne ist gekennzeichnet durch starke Kopfschmerzen, eine übersteigerte Licht- und Lärmempfindlichkeit und Übelkeit. Die Schmerzen treten meist einseitig auf und sind in der Regel pulsierend.

Ursache

Migräne wird durch eine Verengung und Erweiterung der empfindlichen Blutgefäße im Kopf ausgelöst. Die Auslöser können individuell ganz verschieden sein: Streß, Blockierungen im Hals- und Brustwirbelbereich, hormonelle Veränderungen und besonders Ungleichgewichte im Nährstoffhaushalt bzw. Nahrungsmittel-Unverträglichkeiten. Einige Personen reagieren auf Substanzen, die bei anderen keinerlei Effekte verursachen.

Personen, die unter Migräne leiden, sollten versuchen herauszufinden, ob die Migräneattacken immer nur dann auftreten, wenn sie etwas Bestimmtes gegessen oder getrunken haben. Indem man diese Lebensmittel wegläßt (Eliminationsdiät), kann man herausfinden, welche Substanzen die Anfälle auslösen.

Eliminationsdiät

Testungen durch Kinesiologie

Testungen durch Kinesiologie oder Elektro-Akupunktur nach Voll können weiterhelfen. Schwermetallsuche durch Blut- und Urintests bringen oft erstaunliche Resultate. Die Zähne durch einen qualifizierten naturheilkundlich orientierten Zahnarzt abklären lassen.

Zahnbehandlung

Der Schwerpunkt sollte auf wurzelbehandelten Zähnen, Weisheitszähnen und Metallbelastungen liegen.

Selten eine Ursache

Auch bei Migräne finden wir selten eine Ursache, sondern das Zusammenspiel vieler Elemente, wobei durchaus ein Teil, z. B. die Ernährung, Priorität haben kann.

Häufige Auslöser

Koffein

Koffein: Kaffee, Schokolade, Tee, Colagetränke. Manche Personen reagieren bereits auf geringe Mengen, bei anderen führt erst der übermäßige Genuß zum Beispiel von Kaffee zu Beschwerden. Auch wenn regelmäßige Kaffee- oder Teetrinker plötzlich auf ihr Anregungsmittel verzichten, kann es zu »Entzugserscheinungen« mit Kopfschmerzen kommen.

Aspartam

Auch der künstliche Süßstoff Aspartam steht in dem Ruf, Migräne auslösen zu können.

Milchzucker

Bei Patienten mit Laktoseintoleranz kann auch der Milchzucker (Laktose) Migräne auslösen. Die Betroffenen leiden an einem Mangel des Enzyms Laktase, das Milchzucker normalerweise abbaut. Milchzucker ist in allen Milchprodukten enthalten.

Lebensmittel mit Kupfer

Lebensmittel, die viel Kupfer enthalten, also Schokolade, Nüsse, Schellfisch und Weizenkeime, können ebenfalls eine Migräne auslösen.

Nitrite

Nitrite werden als Pökelsalze in Fleisch- und Wurstwaren eingesetzt und können bei Empfindlichen auch Migräne auslösen.

Vasoaktive Amine

Vasoaktive Amine (auf das Gefäßsystem wirkend) erweitern die Blutgefäße und können dadurch Migräne auslösen. Sie sind enthalten in bestimmten Käsesorten, Schokolade, Rotwein, Bananen, Schweinefleisch und Zwiebeln.

Natriumglutamat

Natriumglutamat: China-Restaurant-Syndrom mit

Nackensteifigkeit und starken Kopfschmerzen. Die Chinesen würzen sehr viel mit Natriumglutamat; empfindliche Personen zeigen darauf eine sofortige Reaktion.

Zu niedriger Blutzuckerspiegel

Ein zu niedriger Blutzuckerspiegel kann auch zu Migräne führen. Bei Personen, die unregelmäßig essen und bei denen zwischen den Mahlzeiten viele Stunden vergehen, sinkt der Blutzuckerspiegel (Hypoglykämie) und Hunger stellt sich ein. Eine regelmäßige Zufuhr von kleinen Mahlzeiten und generell eine Ernährung mit vielen komplexen Kohlenhydraten kann einer Migräne vorbeugen. Wenn man Hunger hat, kann schon ein Apfel helfen.

Kleine Mahlzeiten

Die Personen, die unter häufigen Migräneanfällen leiden, sollten individuell ausprobieren, welche Faktoren und Lebensmittel die Anfälle auslösen.

Nährstoffempfehlungen und Therapie

Stoßtherapie mit Enzymen

Eine sofortige Hilfe schafft oft eine Stoßtherapie mit Enzymen (z. B. Wobenzym Drag.), eventuell kombiniert mit einem durchblutungsfördernden Komplexmittel (z. B. PaMo phyll forte).

Vitamin B_2

Vitamin B_2 (Riboflavin) in hohen Dosen kann vor Migräneanfällen schützen. In einer Studie wurden Migränepatienten 3 Monate lang täglich 400 mg Vitamin B_2 verabreicht. Zwar blieben die Migräneattacken nicht ganz aus, es zeigte sich jedoch, daß ihre Häufigkeit und Dauer bei den behandelten Patienten um mehr als ein Drittel (37 %) verringert war. Der Schutzeffekt trat schon 1 Monat nach Beginn der Verabreichung von Vitamin B_2 ein.
Ob zusätzlich Vitamin B_2 in einer höheren Dosis erforderlich ist, kann man gut kinesiologisch austesten.

Multimineralpräparate

Bewährt haben sich Multimineralpräparate in Verbindung mit Selen und Magnesium.

Irisdiagnostik

In der Irisdiagnostik (Diagnose aus dem Auge) sieht man bei Migränepatienten oft einen sehr schwachen Darm; deswegen sollte man unterstützend immer eine Darmsanierung durchführen.

Darmsanierung

Kuhmilchreduktion

Die Reduktion von Kuhmilch und -produkten hat sich in den meisten Fällen bewährt.

Urininjektionen

Ist die Migräne stark hormonell abhängig, wenden wir zusätzlich Schwingungstherapien in Verbindung mit Urin-Ozon-Injektionen an. Eigenurin wird zu diesem Zweck homöopathisch verschüttelt, mit Ozongas versetzt und injiziert.

Mukosviszidose

Rezessiv vererbte Stoffwechselerkrankung
Zystische Fibrose

Die Mukoviszidose ist eine rezessiv vererbte Stoffwechselerkrankung. Eine andere Bezeichnung ist *zystische Fibrose*. In Deutschland beträgt die Häufigkeit etwa 1:2500. Das Gen, das für die Entstehung verantwortlich ist, wurde 1989 entdeckt. Es sind bislang etwa 700 Mutationen dieses Gens identifiziert worden.

700 Mutationen des Gens

Das Gen kodiert einen Chloridkanal in der Zellmembran. Durch die verschiedenen Mutationen des Gens wird der Transport von Chlorid durch die Zellmembranen in unterschiedlichem Ausmaß gestört, was sich dann durch die vielfältigen Symptome bemerkbar macht.

Unterschiedliche Ausprägung der Krankheit

Das Krankheitsbild ist je nach Mutation in seiner Ausprägung sehr unterschiedlich. Der gestörte Chloridtransport durch die Zellmembranen führt im Vergleich zu Gesunden zu einer erhöhten Elektrolytkonzentration im Schweiß. Dies wird auch zur Diagnose der Erkrankung ausgenutzt.

Störungen des Chloridtransports

Die Störungen des Chloridtransports führen in den sekretbildenden Drüsen des Körpers auch dazu, daß verstärkt Natrium resorbiert wird. Dadurch wird aus osmotischen Gründen wiederum verstärkt Wasser in den Zellen (intrazellulär) zurückgehalten. Dies führt dazu, daß sich die Viskosität verschiedener Drüsensekrete erhöht.

Einschränkung verschiedener Organe

Dadurch werden die Funktionen der Bauchspeicheldrüse (Pankreas), der Bronchien, der Leber und Keimdrüsen eingeschränkt.

Funktionsstörung der Bauchspeicheldrüse

Die Funktionsstörung der Bauchspeicheldrüse (Pankreas) bei Mukoviszidose ist schon 1936 durch Guido Fanconi beschrieben worden. Da das Verdauungssekret der Bauchspeicheldrüse wasserarm ist, ist es hochviskös und verstopft damit die Ausführungsgänge des Pankreas. Das Sekret wird nicht abgegeben, sondern bleibt dort stecken, woduch quasi eine Selbstverdauung passiert.

Das Verdauungssekret der Bauchspeicheldrüse verstopft die Ausführungsgänge

Schon bei 10–15 % der Neugeborenen mit zystischer Fibrose wird eine Verstopfung des Dünndarms durch das Kindspech (1. Darminhalt des Neugeborenen) beobachtet.

Bei etwa 85 % aller Mukoviszidosepatienten besteht eine mehr oder weniger ausgeprägte Bauchspeicheldrüsen-Funktionsstörung, die weitgehend erblich bestimmt zu sein scheint. Diese Funktionsstörung bewirkt eine reduzierte Abgabe der für die Nahrungsverdauung verantwortlichen Enzyme in den Darm.

Eine weitere Komplikation stellt die gestörte Sekretion von Gallensäuren und Cholesterin aufgrund verstopfter Ausführungsgänge oder einer beeinträchtigten Leberfunktion dar, wodurch die Emulsion und damit die Aufnahme von Nahrungsfetten erschwert wird.

Gestörte Sekretion von Gallensäuren und Cholesterin

Zwar können zum Zeitpunkt der Geburt noch fast alle Mukoviszidosepatienten Verdauungsenzyme bilden, bei den meisten von ihnen geht jedoch im weiteren Verlauf der Krankheit die gesamte Bauchspeicheldrüse zugrunde. Große Anteile der aufgenommenen Nährstoffe gehen damit ungenutzt verloren, und Fettstühle mit breiigen Durchfällen, Blähungen und Bauchschmerzen werden häufig schon in frühestem Lebensalter beobachtet. Mehr als 70 % der mit der Nahrung aufgenommenen Fettmenge werden so mit dem Stuhl wieder ausgeschieden. Dies hat auch eine Mangelversorgung mit fettlöslichen Vitaminen zur Folge, während die Serumspiegel wasserlöslicher Vitamine nicht betroffen sind und überwiegend im Normalbereich liegen. Da Fette nicht nur der Ener-

Bei den meisten Patienten geht die Bauchspeicheldrüse zugrunde

Mehr als 70 % der Fettmenge werden wieder ausgeschieden

Unterversorgung mit essentiellen Fettsäuren

giezufuhr dienen, sondern auf unterschiedliche Weise im Körper metabolisiert werden, kann die Unterversorgung der Patienten mit essentiellen Fettsäuren zu einer vielfältigen Symptomatik führen (Störung beim Zellaufbau, Hauterscheinungen).

Die quantitative Bestimmung der Fettausscheidung wie die des Albumingehalts im Stuhl waren bis zur Entdeckung der erhöhten Elektrolytkonzentration im Schweiß im Jahre 1953 wesentliche Pfeiler der Diagnostik.

Unzureichende Resorption der Eiweiße

Auch Proteine werden aufgrund der Verdauungsstörung unzureichend gespalten und resorbiert. Dadurch treten über den Stuhl Verluste von bis zu 50% der Stickstoffzufuhr auf. Ohne Therapie stellt sich der Zustand der Mangelernährung ein, deren Ausdruck unter anderem ein verringertes Wachstum ist.

Zustand der Mangelernährung

Funktionsstörung der Atemwege

Ursachen

Der Störung der Atmung bei Mukoviszidosepatienten liegen pathologische Veränderungen im Bereich der Luftröhre und der Bronchien wie krankhafte Vergrößerung und Verstopfung der schleimbildenden Drüsen sowie entzündliche Prozesse zugrunde. Dieser Primärerkrankung folgt praktisch immer eine Besiedlung der Atemwege mit Bakterien, die als zusätzliche Komplikation in chronisch-bakterielle Lungeninfektionen übergehen kann. Diese Infektionen werden überwiegend durch den Keim *Pseudomonas aeruginosa* hervorgerufen.

Zusätzliche Komplikation

Pseudomonas aeruginosa

Die Besiedlung der Atemwege mit Keimen wird dadurch begünstigt, daß die Reinigungsfunktion des Flimmerepithels in den Atemwegen durch den Basisdefekt stark beeinträchtigt wird.

Chronische Lungenentzündung

Die chronischen Lungenentzündungen sind durch den massiven Einstrom bestimmter Immunzellen aus dem Blut, deren Aktivierung und Zellzerfall geprägt. Dadurch entstehen große Volumina eines viskösen Bronchialsekrets, die Bronchien und Bronchioli verstopfen können. Daneben führt die Aktivierung der

Immunzellen auch zur Freisetzung eiweißzersetzender Enzyme, wodurch langfristig das Lungengewebe zerstört wird. In ca. 90% aller Fälle ist eine chronische Lungenentzündung mit anschließendem Lungenversagen die Ursache für den Tod der Mukoviszidosepatienten in vergleichsweise jungem Alter.

Ursache für den Tod der Patienten

Einfluß der Mangelernährung auf Lungenfunktion und Lungeninfektion

Mangelernährung bei gestörter Bauchspeicheldrüsenfunktion und ein deutlich vermehrter Muskelabbau beeinträchtigen die Lungenfunktion der Patienten durch eine Schwächung der Atemhilfsmuskulatur. Durch die stark verminderte Atemhilfsmuskulatur wird die Mechanik und Kraft von Ausatmung und Hustenstößen negativ beeinflußt. Daneben werden durch die Mangelernährung unter anderem die Struktur und damit die Elastizität des Lungengewebes, die Synthese von oberflächenaktiven Substanzen und die Immunabwehr geschwächt.

Schwächung der Atemhilfs-muskulatur

Schwächung weiterer Funktionen

> Eine durch Mangelernährung beeinträchtigte Lunge ist also anfälliger für Atemwegsinfektionen.

Damit ist es nicht überraschend, daß die Mangelernährung auch einen negativen Einfluß auf die Lebenserwartung der Patienten besitzt. Bei stark untergewichtigen Patienten ist die mittlere Lebenserwartung nur halb so hoch wie bei Patienten mit mäßigem Untergewicht.

Lebenserwartung

Patienten mit gut funktionierender Bauchspeicheldrüsenfunktion und weitgehend normaler Fettresorption zeigen im Vergleich zu Patienten mit geschädigter Bauchspeicheldrüse einen deutlich besseren Ernährungsstatus. Dadurch sind sie weniger infektionsanfällig, haben eine bessere Lebensqualität und eine höhere Lebenserwartung.

Besserer Ernährungsstatus

Therapie

Kausale Therapie noch nicht bekannt

Symptomatische Strategien

Trotz einiger gentheurapeutischer Ansätze scheint eine kausale Therapie der Mukoviszidose noch in weiter Ferne zu liegen. Daher bestimmen immer noch symptomatische Strategien die Therapie. Diese haben in den westlichen Industriestaaten die mittlere Lebenserwartung der Patienten in den letzten Jahrzehnten erheblich gesteigert (USA: 1960: 10 Jahre; 1995: 30 Jahre), dabei stehen die Beherrschung der Lungeninfektion und die Verbesserung der Ernährungssituation im Vordergrund.

Ondamed-Schwingungstherapie

Verbessert die Gesamtsituation

Darmsanierung

Zur Verbesserung der Lungenfunktion scheint mir eine komplementäre Therapie zur schulmedizinischen Versorgung sehr erfolgversprechend. Ondamed-Schwingungstherapie in Verbindung mit Horvi-Schlangengiften und protheolytischen Enzymen verbessern die Gesamtsituation. Eine Sanierung des Darms, der meist durch die vielen Antibiotikagaben stark geschädigt ist, halte ich für sehr sinnvoll. Oft werden durch diese Therapien Verdauung, Ernährung und Gesamtzustand wesentlich verbessert. Eine passende Ernährungsform und orthomolekulare Nahrungsergänzung halte ich für unerläßlich.

Therapie der Lungeninfektion und -entzündung

Antibiotikabehandlung

Methoden zur Schleimbeseitigung

Wesentliche Komponenten der Therapie sind eine gezielte Antibiotikabehandlung der chronischen Lungeninfektion, antientzündliche und schleimverflüssigende Therapiemaßnahmen und physiotherapeutische Methoden zur Schleimbeseitigung.

Höhere Dosierungen werden empfohlen

Aufgrund einer bei Mukoviszidosepatienten veränderten Pharmakokinetik vieler Medikamente und der Tatsache, daß hohe Antibiotikaspiegel in der Lunge nur schwer zu erzielen sind, werden bei der Behandlung von Patienten höhere Dosierungen als bei anderen Patientenkreisen empfohlen.

Von Bedeutung bei wiederholten Antibiotikagaben, wie sie zur Behandlung chronischer Infektionen notwendig sind, ist der Aspekt der Resistenzentwicklung der Bakterien gegenüber den angewandten Antibiotika. Dennoch sollte unterstrichen werden , daß der infektions- und entzündungsdämpfende Effekt einer regelmäßigen Antibiotikatherapie auf die Lebenserwartung der Patienten nicht zu unterschätzen ist.

Resistenz der Bakterien

Die hier geschilderten Tatsachen rufen förmlich nach zusätzlichen komplementären Therapien, um die bekannten Nebenwirkungen zu mildern und die Lebensqualität zu verbessern. Leider werden nach meiner Meinung zuwenig Versuche in diese Richtung unternommen. Beste Erfahrungen gibt es mit Horvi-Schlangenenzymen.

Zusätzliche komplementäre Therapien

Horvi-Schlangenenzyme

Zur Dämpfung der Lungenentzündung werden Kortikosteroide oder nichtsteroidale entzündungshemmende Therapeutika verwendet. Um die bei hoher Dosierung und längerer Anwendungsdauer auftretenden Nebenwirkungen der Kortikosteroide zu vermeiden, werden diese Medikamente seit einigen Jahren vermehrt inhaliert.

Kortikosteroide

Inhalationen mit Salzlösungen und Sanum-Präparaten halte ich für einen möglichen Behandlungsversuch. Diese Mittel können gut mit den konservativen Therapien kombiniert werden.

Inhalationen mit Salzlösungen

Die durch bestimmte Immunzellen (neutrophile Granulozyten) abgegebenen freien Radikale (reaktive Sau-erstoffverbindungen) lösen vor allem in der akuten Entzündungsphase erhebliche Gewebsschädigungen aus. Antioxidanzien wie die Vitamine C und E oder Glutathion werden dabei verbraucht, wodurch ein Oxidanzien/Antioxidanzien-Ungleichgewicht entsteht, das durch Gabe von Antioxidanzien wieder ausgeglichen werden sollte.

Freie Radikale

Antioxidanzien

Die krankengymnastischen Maßnahmen zielen auf eine Entfernung des zähflüssigen Bronchialsekrets, eine Entlastung der Atemmuskulatur und die Erhaltung der Beweglichkeit des Brustkorbs ab.

Krankengymnastik

Zur Verbesserung der Atemmuskulatur setzten wir in unserer Praxis zusätzlich zur medikamentösen Therapie die Ondamed-Schwingungstherapie ein.

Verbesserung der Atemmuskulatur

Ondamed ist ein Heilverfahren der biophysikalischen

Ondamed

Medizin. Hier wird mit Hilfe von elektromagnetischen Impulsfrequenzen gearbeitet, die in unserem Beispiel die Atemmuskulatur verbessern.

Medikamente zur Schleimverflüssigung

Zur Schleimverflüssigung werden bestimmte Medikamente inhaliert, die die Viskosität des Bronchialsekrets verringern sollten.

Ernährungstherapie

Mangelversorgung einzelner Nährstoffe

Verdauungsenzympräparate Lipase

Aufgrund der Verdauungsstörungen kommt es bei Mukoviszidosepatienten häufig zu einer Mangelversorgung an einzelnen Nährstoffen. Mit der Entwicklung oral anwendbarer, verkapselter und damit magensaftresistenter Verdauungsenzympräparate (Lipase) ist für den Patienten die Ernährungssituation entschieden verbessert worden.

Dosierung

Die Dosierung der Präparate richtet sich nach der Bauchspeicheldrüsen-Restaktivität und der individuellen Nahrungsaufnahme des Patienten.

Als grobe Richtlinien gelten für Säuglinge 300–600 (bis 1000) IE Lipase pro Gramm Nahrungsfett, für ältere pankreasinsuffiziente Patienten 2000–3000 IE Lipase pro Gramm Nahrungsfett.

Oberes Dosislimit

Da als Komplikation bei der Gabe von Pankreasenzymen bei einigen Patienten krampfartige Einengungen der Dickdarmlichtung beschrieben wurden, die möglicherweise aufgrund einer erhöhten Dosis aufgetreten waren, sollte das obere Dosislimit von 15 000–20 000 IE Lipase/kg KG/Tag nicht überschritten werden. Eine Überprüfung der Stuhlfettausscheidung ist zur Bestimmung der optimalen Dosis der Enzympräparate empfehlenswert.

Adäquate energiereiche Diät

Die Mehrzahl der Patienten kann unter Therapie mit diesen Präparaten ihren Energiebedarf durch eine adäquate energiereiche Diät decken. Diese sollte ausgewogen und vitaminreich sein, wobei ein Fettanteil von etwa 40 % der zugeführten Energie mit einem hohen Anteil an mehrfach ungesättigten Fettsäuren wünschenswert ist.

Empfohlen werden pflanzliche Fette in Form von

Distelöl, Sojaöl oder Maiskeimöl, ungehärtete Pflanzenmargarine und Nüsse sowie Fischöle, deren Omega-3-Fettsäuren auch entzündungshemmende Eigenschaften besitzen.

Pflanzliche Fette

Omega-3-Fettsäuren

Eine eingehende Diätberatung ist in vielen Fällen erforderlich. Da die Sekretion der Gallensäuren bei der Mukoviszidose vermindert ist und damit die Absorption fettlöslicher Vitamine beeinträchtigt wird, ist auch bei optimaler Therapie mit Verdauungsenzymen ein Ersatz fettlöslicher Vitamine mittels Multivitaminpräparaten notwendig.

Individuelle Diätberatung

Multivitaminpräparate

Zudem besitzen Mukoviszidosepatienten, ohne daß die genaue Ursache bekannt wäre, signifikant verminderte Serumspiegel des Vitamin-A-Bindungsproteins (Retinol-bindenden Proteins, RBP), so daß auch unter Enzymgabe die Resorptionsquote von Retinol im Mittel nur bei 60 % liegt. Durch den Vitamin-A-Mangel kann es bei Patienten zum Aufreten von Nachtblindheit kommen. Empfohlen werden täglich zusätzliche Gaben (zu einem Multivitamin- und Nährstoffpräparat) von Betakarotin.

Vitamin-A-Mangel

Betakarotin

Mukoviszidosepatienten scheinen auch bezüglich Vitamin D unterversorgt zu sein, obwohl Rachitis, Osteomalazie oder pathologische Frakturen nur vereinzelt beobachtet werden. Neuere Studien zeigen aber, daß Störungen der Knochenmineralisation bei Mukoviszidose häufig sind, was aber auch mit einer ungenügenden Kalziumresorption bei den Fettverdauungsstörungen zusammenhängen könnte.

Vitamin D

Ohne Supplementierung entwickeln praktisch alle Patienten mit Fettverdauungsstörungen einen Mangel an Vitamin E, wobei besonders Mukoviszidosepatienten mit ausgeprägter Lebererkrankung und schwerer Mangelernährung betroffen sind. Da Multivitaminpräparate keine ausreichenden Tocopherolmengen enthalten, sollte Vitamin E gesondert verabreicht werden. Einige Patienten benötigen sehr viel höhere Dosen, wodurch regelmäßige Serumspiegelkontrollen erforderlich werden. Eine Vitamin-K-Substitution ist besonders im Säuglingsalter bei Mukoviszidosepatienten angezeigt.

Mangel an Vitamin E

Gesondert verabreichen

Vitamin K

Da aufgrund des Basisdefekts bei starkem Schwitzen größere Elektrolytverluste eintreten können, ist eine ausreichende Kochsalzzufuhr empfehlenswert. Daneben ist eine vermehrte Zufuhr von Kalzium und möglicherweise auch an Phosphor und Magnesium vorteilhaft.

Ausreichende Kochsalzzufuhr

Die Konzentrationen der als Kofaktoren für Enzyme wirksamen Spurenelemente Zink und Selen können bei Patienten erniedrigt sein, während die des Kupfers unter Umständen erhöht ist. Generell werden diese Spurenelemente wie auch Eisen nicht substituiert.

Zink und Selen

Kupfer

Gallensäuremangel

Zur Besserung des Gallensäuremangels aufgrund einer geschädigten Leberfunktion oder einer Gallestauung in den Abflußwegen (Cholestase) wird bei Mukoviszidosepatienten eine Therapie mit Ursodesoxycholsäure empfohlen. Auch hier sind pflanzliche Leber- und Gallepräparate geeignet, um die geschädigte Leber- und Gallefunktion zu verbessern.

Pflanzliche Präparate

Da mit zunehmender Lungenfunktionsstörung die Deckung des täglichen Energiebedarfs der Patienten trotz Substitution mit Verdauungsenzymen und anderen Medikamenten immer schwieriger wird, ist unter Umständen auch an eine Sondenernährung zu denken. In der Regel wird die Sonde direkt durch die Bauchdecke in den Magen gelegt. Die Sondenernährung wird nachts verabreicht, während der Patient tagsüber seine Nahrung normal zu sich nimmt.

Sondenernährung

Ernährungsempfehlungen

Energiezufuhr

- *Energiezufuhr:* 100–110 % der Norm (DGE-Empfehlung) einer altersnormalen Mischkost bei LSG (Längensollgewicht) über 90 % und guter Bereitschaft des Patienten bei der Therapie mitzuwirken,
  130 % der Norm einer altersnormalen Mischkost bei LSG unter 90 %,
  hochkalorische, nährstoffdefinierte oder sog. semielementare Diäten, bevorzugt über eine Sonde

(perkutane endoskopische Gastroskopie, PEG) verabreicht (zeitweilig oder dauersondiert) bei LSG unter 85 %.

- *Fettanteil:* 35 % Fettkalorien, davon 5 % mehrfach ungesättigte Fettsäuren bei LSG über 90 %, 35–40 % Fettkalorien bei LSG unter 90 %. **Fettanteil**
- *Vitamine:* Verabreichung fettlöslicher Vitamine (A, D, E, K) bei LSG über 90 %, zusätzlich Verabreichung wasserlöslicher Vitamine bei LSG unter 90 %. **Vitamine**
- Pankreasenyzme (Verdauungsenzyme der Bauchspeicheldrüse) werden generell zusätzlich verabreicht. **Pankreasenyzme**
- Ursodesoxycholsäure wird bei Leberschädigung oder Cholestase (s. o.) verabreicht. **Ursodesoxycholsäure**
- Pflanzliche Präparate zur Verbesserung von Leber und Galle. **Pflanzliche Präparate**

Multiple Sklerose

Multiple Sklerose ist eine Autoimmunerkrankung

Für eine ganze Reihe von Erkrankungen macht man eine Fehlleitung des Immunsystems verantwortlich. Die Immunabwehr richtet sich dabei gegen Strukturen des eigcnen Körpers. Diese Erkrankungen bezeichnet man daher als Autoimmunkrankheiten (auto = selbst). Die Entstehung erklärt man sich heutzutage folgendermaßen: **Autoimmunkrankheiten**

Bakterien, Viren usw. erkennen die körpereigenen Antikörper durch bestimmte chemische Strukturen auf der Oberfläche als »fremd«. Diese Oberflächenstrukturen wirken als Antigen; es werden Antikörper gegen diese Strukturen gebildet, die sich daran anlagern können und dadurch die Vernichtung durch das Immunsystem einleiten. Es kann nun passieren, **Antikörper** daß die Oberflächenstrukturen bestimmter Erreger den Oberflächenstrukturen körpereigener Zellen ähneln. Dann kann es dazu kommen, daß die gegen die Erreger gebildeten Antikörper nicht nur mit diesen reagieren, sondern auch mit den körpereigenen Zellen, es kommt zu Kreuzreaktionen. Die Reaktion des Immunsystems richtet sich dann also gegen den eigenen Körper, also gegen sich selbst. Daher spricht man von Autoimmun- oder Autoaggressionskrankheiten.

Kreuzreaktionen

Diabetes Typ I

Auch bei der Entstehung des Typ I oder juvenilen Diabetes mellitus vermutet man solche Autoantikörper, da er nach bestimmten Virusinfektionen gehäuft auftritt. Weitere Beispiele für Autoimmunkrankheiten sind amyotrophe Lateralsklerose (ALS), Lupus erythematodes, Morbus Basedow usw., auf die an dieser Stelle jedoch nicht näher eingegangen werden kann. Exemplarisch sei nur die multiple Sklerose etwas näher erläutert.

Weitere Beispiele

Die aufgezählten Krankheiten treten bei Menschen mit bestimmten Erbanlagen häufiger auf. Außerdem ist es auffällig, daß besonders Frauen von Autoimmunerkrankungen betroffen sind.

Frauen sind besonders betroffen

Häufigkeit und Verlaufsform der multiplen Sklerose

Mehr als 1 Million Menschen weltweit

Weltweit gibt es mehr als 1 Million Menschen, die an MS erkrankt sind. Die Erkrankung tritt bei Frauen etwa doppelt so häufig auf wie bei Männern. Sie beginnt meist im Alter von 15–40 Jahren. Neben bestimmten Erbanlagen sind Autoimmunvorgänge (s. o.) für die Entstehung der MS verantwortlich.

Myelinscheide der Nervenfasern wird zerstört

Bei der multiplen Sklerose wird die Myelinscheide der Nervenfasern zerstört. Das ist die Isolierschicht um die Nervenbahnen, die für die Leitfähigkeit der Nervenimpulse verantwortlich ist.

Symptome

Die Symptome ergeben sich daraus: Da die Nervenimpulse nur verlangsamt und später gar nicht mehr weitergeleitet werden können, kommt es zu den Ausfallserscheinungen, also zu neurologischen Störungen. Die Symptome der multiplen Sklerose treten oftmals schubweise auf. Aber auch ein chronischer Krankheitsverlauf, der sich langsam verschlimmert, kann bestehen. Der schubweise Verlauf kann auch nach einigen Jahren in die chronische Phase übergehen.

Therapieempfehlungen

Einfluß der Ernährung

Es gibt einige Hinweise darauf, daß die multiple Sklerose durch die Ernährung beeinflußt wird. Besonders bei Bevölkerungsgruppen mit einem hohen Verzehr von Fett, insbesondere hohem Verzehr von tierischen Fetten, die reich an gesättigten Fettsäuren sind, tritt die multiple Sklerose häufig auf. Auch die Tatsache, daß bestimmte Zellsubstanzen bei MS-Patienten weniger Omega-6-Fettsäuren enthalten, gaben Anlaß dazu, Therapieversuche mit fettmodifizierten Kostformen durchzuführen.

Hoher Verzehr von tierischen Fetten

Omega-6-Fettsäuren

Versuche, bei denen man den MS-Patienten vermehrt ungesättigte Fettsäuren der Omega-6-Gruppe gab, die besonders in Sonnenblumen- und Nachtkerzenöl enthalten sind, führten zu einer statistisch belegbaren Abnahme der Anfallsschwere bei den Patienten, die ihrer Kost diese Pflanzenöle zusetzten.

Langzeitstudie in den USA

Zu einem positiven Ergebnis kam auch eine Langzeitstudie aus den USA, an der während 34 Jahren 144 Patienten teilnahmen. Das Nahrungsfett wurde von durchschnittlich 125 g pro Tag zu Therapiebeginn durch Meiden von Vollmilch, Butter, Fett und Fleisch usw. auf 20–30 g pro Tag verringert. Zusätzlich erhielten die Patienten pro Tag 5 g Lebertran und 10–40 g Pflanzenöl (kein Kokos- oder Palmöl). Insgesamt 60–90 g Protein pro Tag wurden durch Fisch, Meeresfrüchte, Magermilch, gekochtes Puten- und Hühnerfleisch usw. zugeführt.

Bei den Patienten, die die obigen Ernährungsempfehlungen befolgten, war das Fortschreiten der Erkrankung und auch die Sterberate deutlich geringer.

Ernährungs- und Nährstoffempfehlungen

Fettarme Diät

Zu Beginn der Erkrankung ist eine fettarme Diät wichtig; denn sie kann die Heftigkeit der Erkrankung dämpfen. Zusätzlich sollen gesättigte Fette durch mehrfach ungesättigte Fette ersetzt werden.

Antioxidanzien

Weil Oxidationsschäden durch freie Radikale wohl eine Rolle spielen, sollte die Ernährung reich an natürlichen Antioxidanzien (Vitamin C und E, Betakarotin, Selen) sein. Antioxidanzien schützen unter Umständen vor dem Zerfall des Myelins, der Schutzhülle der Nerven.

Vitamin-B-Komplex

Neben einem zusätzlichen Antioxidanzienpräparat ist auch ein Vitamin-B-Komplex unentbehrlich. Mängel an Vitamin B_6, Niacin, Vitamin B_{12} und Folsäure können die Symptome verschlimmern. Vitamin B_{12} ist für die Produktion der Fettsäuren, aus denen die Myelinschicht zusammengesetzt ist, unersetzlich.

Mineralstoffe

Wichtig ist auch die Versorgung mit Kalzium, Magnesium, Kupfer und Zink, hier ist ein Multimineralpräparat angezeigt.

Nachtkerzenöl
Omega-3-Fettsäuren

Zusätzlich haben sich Nachtkerzenöle mit Gamma-Linolensäure und Omega-3-Fettsäuren bestens bewährt. Sie können den Krankheitsverlauf verlangsamen und Rückfälle vermindern.
Bei MS immer auf Nahrungsmittel-Unverträglichkeiten testen.

Nahrungsmittelallergien

Immunologische Abwehrreaktionen des Körpers

Nahrungsmittelallergien sind immunologische Abwehrreaktionen des Körpers gegen bestimmte Nahrungsmittel oder Nahrungsbestandteile. Allergene Nahrungsmittel sind dabei nicht zwangsläufig giftig. Sie entfalten ihre allergene Wirkung nur bei sensibilisierten Personen. Durch die Beteiligung des Immunsystems sind diese Erkrankungen definitionsmäßig gegen die im folgenden besprochenen Nahrungsmittelintoleranzen abgegrenzt. Nach Aufnahme und Absorption sowie Inhalation können Nahrungsmittelallergene lokale oder nach Verteilung über den Blutkreislauf ganz unterschiedliche Krankheitsbilder auslösen.

Unterschiedliche Krankheitsbilder

Symptome

Individuelle Symptome

Die Symptome sind nicht zu verallgemeinern, sondern individuell sehr verschieden. So kann Kuhmilch bei einem Allergiker Hautekzeme und bei dem anderen Asthma auslösen. Es können jedoch auch mehrere Symptome gleichzeitig auftreten, und zwar entweder direkt nach dem Kontakt mit dem Allergen oder auch noch nach Stunden oder Tagen. Die Symptome sind akut oder chronisch.

Betroffen sind besonders Haut, Atemwege und Magen-Darm-Trakt

Betroffen sind besonders Haut, Atemwege und Magen-Darm-Trakt. Beim ersten Kontakt mit dem Allergen kommt es manchmla an den Lippen zu akuten Entzündungen (Cheilitis), Mundwinkelrissen und Ödemen. Ödeme im hinteren Rachenraum und am Kehlkopf können lebensbedrohlich werden, da sie die Luftzufuhr behindern.

Bauchschmerzen, Übelkeit, Erbrechen

Außerdem können Bauchschmerzen, Übelkeit, Erbrechen und eine verzögerte Darmpassage auftreten.

Gastritis, Kolitis

Chronisch kommt es zu Magenschleimhautentzündung (Gastritis) und Dickdarmentzündung (Kolitis). Akute Hautsymptome sind auch Juckreiz, Nesselsucht (Urtikaria) und das sog. Quincke-Ödem.

Heuschnupfen, Asthma

Im Bereich der Atemwege sind Heuschnupfen (allergische Rhinitis) und Asthma bronchiale die häufigsten Symptome, die auch chronisch auftreten können. Auch Migräne, allgemeines Unwohlsein und Müdigkeit können auf eine Allergie hindeuten.

Anaphylaktischer Schock

Am gefährlichsten ist der anaphylaktische Schock. Nach dem Kontakt mit großen Allergenmengen kommt es zu einem drastischen Abfall des Blutdruckes und einer Erhöhung der Herzfrequenz. Der Patient wird blaß und kann das Bewußtsein verlieren. Allerdings endet diese Komplikation bei einer Nahrungsmittelallergie sehr selten tödlich.

Nahrungsmittel als Allergene

Quellen der Allergene

Wirksame Allergene sind häufig in Fisch, insbesondere Seefisch, Schalentieren, Nüssen, Hülsenfrüchten und Sellerie enthalten. Während bei uns die Kuhmilch- und Hühnereiallergie am häufigsten sind, ist die meistverbreitete Nahrungsmittelallergie in Japan die Fischallergie.

Häufige Nahrungsmittel als Allergene

Häufigkeit bestimmter Nahrungsmittel als Allergene: Kuhmilch, Hühnerei, Fisch, Obst, Hülsenfrüchte, Schweinefleisch, Gemüse, Zwiebeln.

Durchlässigkeit der Darmschleimhaut

Bei Verletzungen und Entzündungen oder durch genetische Veranlagung kann die Durchlässigkeit der Darmschleimhaut gesteigert sein. Auch Alkohol, Koffein und einige Gewürze können die Durchlässigkeit der Darmschleimhaut beeinflussen.

Die Zubereitungsart des Nahrungsmittels beeinflußt die Verfügbarkeit der Inhaltsstoffe und damit deren Allergenität. So liefern Eier in Mayonnaise mehr absorbierbares Protein als hartgekochte Eier.

Überstürzt eingenommene Mahlzeiten

Einseitiger Verzehr von allergenpotenten Nahrungsmitteln

Überstürzt eingenommene Mahlzeiten können die Verdauung ebenfalls kurzzeitig überfordern. Dadurch gelangt mehr ungespaltenes Protein als normalerweise in den Dünndarm und löst eventuell allergische Reaktionen aus. Auch durch einen einseitigen Verzehr von proteinreichen, allergenpotenten Nahrungsmitteln (Kuhmilch, Hühnerei) kann es zur Allergie kommen. Dadurch wird vermehrt Protein absorbiert und kann eine Antikörperproduktion einleiten. So hat ein junger Mann bei einer Wette 24 rohe Eier verzehrt und ist seit dieser Zeit hochgradig allergisch gegen Hühnereier.

Therapie

Auslöser vermeiden

Die einfachste Therapie liegt darin, die Auslöser zu vermeiden. Dies ist natürlich nur möglich, wenn sie bereits bekannt sind. Die Erkennung der allergieauslösenden Nahrungsmittel ist teilweise sehr schwierig, da der Bezug zwischen Nahrungsmittel und Symptomen häufig nur schwer herzustellen ist. Bei den uncharakteristischen Beschwerden denkt nicht jeder gleich an eine Allergie. So sind zum Beispiel Hühnereier und Sojaprodukte in verschiedenen Verarbeitungsformen in einer Vielzahl von Nahrungsmitteln enthalten. Außerdem ist eine genaue Kenntnis der Zusammensetzung von Lebensmitteln wichtig, um die identifizierten Allergene zu meiden. Es ist daher sinnvoll, mit dem Therapeuten durch die verschiedenen Testmöglichkeiten (Bluttest, EAV-Test, kinesiologische Testmethoden) die allergieauslösenden Lebensmittel festzustellen.

Hühnereier und Sojaprodukte

Genaue Kenntnis der Zusammensetzung von Lebensmitteln

Testmöglichkeiten

Ernährungs- und Nährstoffempfehlungen

Eine ausgeglichene Kost liefert Nährstoffe, die für den Aufbau eines gesunden Immunsystems notwendig sind. Gleichzeitig werden die Schranken gegen Allergene, die Haut und die Innenwände des Verdauungs- und Atmungstrakts verbessert und ihre Funktion aufrechterhalten. Die Nährstoffe Vitamin C, Vitamin-B-Komplex, Kalzium und Magnesium mit Nachtkerzenöl bringen die Funktion des Immunsystems wieder ins Gleichgewicht und können so die allergischen Symptome vermindern.
Gerade die Naturheilkunde bietet für den Allergiker viele wertvolle Therapien von der Darmsanierung bis zur Eigenbluttherapie.

Ausgeglichene Kost

Nährstoffe

Naturheilkunde

Nahrungsmittelintoleranzen

Nahrungsmittelintoleranzen (Nahrungsmittel-Unverträglichkeiten) sind durch ungiftige Nahrungsmittel oder Nahrungsmittelinhaltsstoffe ausgelöste Unverträglichkeitsreaktionen, an denen das Immunsystem nicht beteiligt ist. Damit sind sie klar abgegrenzt ge-

Unverträglichkeitsreaktionen ohne Beteiligung des Immunsystems

genüber den Nahrungsmittelallergien. Man unterscheidet primäre und sekundäre Formen.

Primäre Intoleranzen

Primäre Nahrungsmittelintoleranzen werden durch angeborene oder erworbene Fehlleistungen in Verdauung, Absorption oder Stoffwechsel von Nährstoffen ausgelöst. Bestimmte Nährstoffe rufen bei den Betroffenen Krankheitssymptome hervor, ohne daß eine allergische Reaktion gegen die betreffenden Nahrungsmittel beteiligt ist.

Sekundäre Intoleranzen

Sekundäre Nahrungsmittelintoleranzen treten als Folgeerscheinungen oder Begleitsymptom anderer Krankheiten auf. Eingeschränkte Verdauung und Resorption der Nährstoffe (Maldigestion und Malabsorption) sind Symptome anderer Krankheiten, wie z. B. infektiöse Diarrhöen, Pankreatitis (Entzündung der Bauchspeicheldrüse), Lebererkrankungen, Protein-Energie-Malnutrition (PEM). Die aufgenommene Nahrung wird nur unvollständig verdaut und absorbiert, es kommt zu Bauchschmerzen, Blähungen und Durchfall.

Nahrungsmittel-Unverträglichkeiten können gegen eine Reihe von Nahrungsmittelbestandteilen auftreten. Die häufigste Nahrungsmittel-Unverträglichkeit

Laktoseintoleranz

Laktase

ist die *Laktoseintoleranz.* Bei den Betroffenen fehlt das Enzym Laktase, eine Disaccharidase, die Laktose, das Hauptkohlenhydrat der Milch, in Glukose und Galaktose spaltet.

Eine erblich bedingte Laktoseintoleranz besteht schon bei der Geburt. Den Säuglingen fehlt das Enzym Laktase vollständig. Diese Form ist relativ selten und führt bei den Säuglingen zu osmotischen Durchfällen und Erbrechen.

Primäre Laktoseintoleranz

Häufiger ist die primäre Laktoseintoleranz. Sie entsteht durch die normale Abnahme der Laktaseaktivität, die im Kindesalter einsetzt und ein völlig normaler Vorgang ist. Symptome sind Bauchschmerzen, Durchfälle, Blähungen, Erbrechen.

Durch die Abnahme der Laktaseaktivität sind besonders australische Ureinwohner, Neger und Inder betroffen. Weiße europäischer Abstammung (Kaukasier) können Laktose auch noch als Erwachsene gut vertragen. Man nimmt an, daß dies in der Entwicklungsgeschichte des Menschen mit der Besiedlung lichtarmer Gebiete zusammenhing, in denen die Milch aufgrund der geringeren Sonneneinstrahlung ein wichtiger Lieferant für Kalzium (und Vitamin D) ist.

Einfache Ernährungstherapie

Die Ernährungstherapie bei der Laktoseintoleranz ist relativ einfach. Die Betroffenen sollten Milch meiden und fermentierte Milchprodukte wie Joghurt und Dickmilch vorziehen, da darin weniger Laktose enthalten ist. Diese Produkte tragen aber noch gut zur Proteinversorgung bei.

Stärkeintoleranz

Zur *Stärkeintoleranz* kommt es durch eine erblich (genetisch) bedingte erniedrigte Aktivität der Pan-kreasamylase, eines stärkespaltendes Enzyms aus der Bauchspeicheldrüse. Häufiger sind Störungen der Stärkeverdauung aber durch Bauchspeicheldrüsenerkrankungen bedingt.

Proteinintoleranz

Auf Proteinintoleranzen soll an dieser Stelle aus Platzgründen nicht näher eingegangen werden. Zu den Proteinintoleranzen gehören zum Beispiel die Hartnup-Krankheit, die Phenylketonurie, die Zöliakie (auch als gluteninduzierte Enteropathie oder einheimische Sprue bezeichnet), aber auch der Enterokinasemangel.

Osteoporose

Besonders bei älteren Menschen

Besonders ältere Menschen leiden unter Osteoporose. Jede 4. Frau und jeder 8. Mann über 60 Jahren sind betroffen.

Verlust von Knochensubstanz

Diese Erkrankung ist gekennzeichnet durch einen Verlust von Knochensubstanz. Die Knochen verlieren allmählich Mineralstoffe und Knochensubstanz und werden dadurch immer zerbrechlicher. Schon geringfügige Belastungen wie schnelle Bewegungen, das Heben und natürlich Stürze können dann zum Knochenbruch führen. So erleiden etwa 300 000 Frauen und Männer pro Jahr in Deutschland einen Ober-

Knochenbruch

schenkelhalsbruch aufgrund von krankhaftem Knochenschwund.

Risikopatienten

Besonders ältere Frauen sind von Osteoporose betroffen, aber auch Personen mit bewegungsarmer Lebensweise, ebenso Personen die häufig Alkohol zu sich nehmen oder rauchen. Die tägliche Kalziumaufnahme von Frauen beträgt weniger als die Hälfte dessen, was für die Knochen notwendig wäre.

Nährstoffe für die Knochenstabilität

Für die Erhaltung der Knochenstabilität sind als ernährungsabhängige Faktoren besonders Kalzium und Vitamin D wichtig. Auch eine ausreichende Zufuhr von Phosphor und Eiweiß sowie Magnesium, Mangan, Kalium, Vitamine A, C und Flavonoide sind bedeutsam. Zuviel Phosphor (reichhaltig in Colagetränken) stört Knochenbildung und verstärkt die Ausscheidung von Kalzium. Auch eine proteinreiche Ernährung mit zuviel Fett, Salz und Zucker kann die Entstehung einer Osteoporose fördern.

Verschobener Säure-Basen-Haushalt

Naturheilkundler geben dem verschobenen Säure-Basen-Haushalt Mitschuld an der Entstehung der Osteoporose. Der total übersäuerte Organismius versucht ständig, die Übersäuerung auszugleichen. Er holt dazu Basen aus den Basendepots, zu denen auch die Knochen zählen. Wir versuchen bei vielen Patienten die Versäuerung durch Ernährungsumstellung

Entsäuerungsmittel

oder Entsäuerungsmittel (z. B. Bullrich Vital Tabl., Alkala-N-Pulver, Basica, Basosyx) zu verbessern.

Vorbeugung

Vorbeugung bereits in der Jugend

Die Vorbeugung sollte schon in jüngeren Lebensjahren beginnen, auch wenn sich der krankhafte Knochenschwund erst im höheren Lebensalter bemerkbar macht.

Ausreichend Kalzium einnehmen

Die Betroffenen sollten ausreichend Kalzium zu sich nehmen. 1000–1500 mg Kalzium pro Tag sollten über

Basische Ernährung

basische Ernährung (Kartoffeln, Kohlgemüse, Brokkoli, Grünkohl, Ziegenkäse) aufgenommen werden. Notfalls kann man die Nahrung durch Mineralstoffpräparate ergänzen.

Wissenschaftliche Untersuchungen

Zu diesem Thema gibt es auch einige wissenschaftliche Untersuchungen. Die Zufuhr von 1000 mg Kalzium, 15 mg Zink, 5 mg Mangan und 2,5 mg Kupfer täglich führte bei Frauen nach der Menopause zu einer Zunahme der Knochenmasse. Durch Zufuhr von 1200 mg Kalzium und 20 µg Vitamin D_3 kam es in einer anderen Untersuchung darüber hinaus zu einer Verringerung von Hüftfrakturen um fast die Hälfte. Die Verabreichung von Vitamin K an Frauen nach der Menopause über einen Zeitraum von ½–1 Jahr führte im Vergleich zu der Kontrollgruppe zu einem Zuwachs an Knochenmasse.

Weitere Tips

Leichte sportliche Betätigung

Betroffene sollten 3- bis 4mal in der Woche eine leichte sportliche Betätigung ausüben. Gehen, Laufen, Gymnastik, Schwimmen usw. sind vorteilhaft. Durch eine moderate Belastung der Knochen wird die Knochenbildung angeregt. Wenn die Erkrankung jedoch schon besteht, sollte man natürlich vorsichtig sein.

Nährstoff-/Ernährungsempfehlungen

Koffein- und Alkoholkonsum einschränken!

Empfohlene Tagesdosen an Nährstoffen

Empfohlene Tagesdosen an Nährstoffen:

Vitamin D	10–20 µg
Vitamin C	1000 mg
Kalzium	1000 mg vor der Menopause, danach 1500 mg
Magnesium	500 mg

Vitamin D *Vitamin C* *Kalzium*

Durch Vitamin D wird die Kalziumaufnahme erhöht, und die Knochendichte bleibt erhalten. Regelmäßige Sonnenbestrahlungen sind wichtig. Vitamin C wird für die Proteinsynthese in den Knochen benötigt. Ich gebe bei Osteoporose immer mindestens 3000 mg Vitamin C täglich. Kalzium sollte täglich eingenommen werden, dazu die wichtigen Spurenelemente Magnesium, Kupfer und Zink, die zur Aufrechterhaltung der Knochen wichtig sind.

Perniziöse Anämie

Ursache
Vitamin B_{12}
Intrinsic-Faktor

Die Ursache von perniziöser Anämie ist die Unfähigkeit des Organismus, Vitamin B_{12} zu resorbieren. Damit dieses Vitamin aufgenommen werden kann, ist der Intrinsic-Faktor, ein bedeutendes Enzym, nötig, der in der Magenschleimhaut gebildet wird. Nur wenn der Intrinsic-Faktor anwesend ist, kann Vitamin B_{12} aus dem Dünndarm in die Blutbahn transportiert werden. Wenn der Intrinsic-Faktor fehlt, kommt es zur perniziösen Anämie.

Mangelerscheinungen

Symptome

Die Symptome der perniziösen Anämie sind Gastritis (Magenschleimhautentzündung), Entzündungen der Zungenspitze, verzögerte Wahrnehmungsfähigkeit für Schwingungen und die Körperhaltung, fehlende Muskelkoordination, Gedächtnisstörungen und Halluzinationen, Taubheitsgefühl und Kribbeln in den Händen und Füßen.

Behandlungsmethoden

50–100 µg Vitamin B_{12} dreimal wöchentlich

Perniziöse Anämie wird durch die Injektion von 50–100 µg Vitamin B_{12} dreimal wöchentlich therapiert. Anschließend wird eine Erhaltungsdosis monatlich injiziert.

Folsäure
Rechtzeitige Behandlung ist wichtig

Auch Folsäure kann die perniziöse Anämie teilweise mildern. Wenn die neurologischen Symptome allerdings schon zu weit fortgeschritten sind, können sie unter Umständen nicht mehr rückgängig gemacht werden. Eine rechtzeitige Behandlung ist daher sinnvoll.

Rheumatoide Arthritis

Unter der Bezeichnung »Rheuma« werden einige Krankheitsbilder des Bewegungsapparats zusammengefaßt, die dadurch gekennzeichnet sind, daß die Betroffenen von typischen Beschwerden geplagt werden. Charakteristisch ist der *fließende Schmerz* (gr. rheuma = Fluß).

Krankheitsbilder des Bewegungsapparats

Fließender Schmerz

Die Ursachen für die verschiedenen rheumatischen Erkrankungen sind allerdings unterschiedlich. Diese Erkrankungen werden daher oft auch unter dem Begriff *rheumatischer Formenkreis* zusammengefaßt.

Unterschiedliche Ursachen

Rheumatischer Formenkreis

Allen diesen Erkrankungen gemeinsam ist der hohe Leidensdruck, dem die Betroffenen durch diese chronischen Krankheiten ausgesetzt sind. Die Lebensqualität wird meistens enorm beeinträchtigt.

Hoher Leidensdruck

Die vom Arzt verschriebenen Therapien bestehen oft nur aus Schmerzmitteln und Psychopharmaka. Gemeinsam ist diesen Erkrankungen auch die oft langjährige Vorgeschichte. Aus langdauernden Gesundheitsstörungen, wie z.B. Infektionen und Entzündungsherden, werden im Laufe der Jahre die chronischen Erkrankungen.

Oft langjährige Vorgeschichte

Der entzündliche Gelenkrheumatismus

Bei der *chronischen Polyarthritis* (auch rheumatoide Arthritis genannt) sind nicht nur die Gelenke, sondern oft auch die inneren Organe, Herz, Lunge, Niere, Leber und Gefäße betroffen. Bei Kindern und Erwachsenen zeigt sich meist ein unterschiedlicher Krankheitsverlauf. Leider gibt es für diese schmerzhafte Erkrankung im schulmedizinischen Bereich kaum nebenwirkungsfreie Therapien.

Chronische Polyarthritis

Kaum nebenwirkungsfreie Therapien in der Schulmedizin

Aufgrund der Vorgeschichte geht man heute davon aus, daß es sich bei diesem Krankheitsbild um eine Autoimmunkrankheit handelt. Es wurde beobachtet, daß sich die Beschwerden in den Gelenken häufig

Autoimmunkrankheit

nach Infektionskrankheiten einstellen. Nach Hepatitis, Virusgrippe oder nach den üblichen Kinderkrankheiten wie Röteln, Mumps und Masern treten schmerzhafte Gelenkbeschwerden auf.

Zusammenhang zwischen Gelenkbeschwerden und Infektionskrankheiten

Die Zusammenhänge zwischen den Gelenkbeschwerden und den Infektionskrankheiten erklärt man sich folgendermaßen: Das Immunsystem bildet Antikörper gegen die Viren. Virus und Antikörper verbinden sich zu Immunkomplexen und setzen sich in der Gelenkflüssigkeit und Gelenkschleimhaut fest. Dort lösen die Immunkomplexe Entzündungsreaktionen aus. Es kommt zur Bildung von Antikörpern, die gegen das eigene Knorpelgewebe gerichtet sind (Autoantikörper). Immunkomplexe und Autoantikörper führen zu überschießenden Immunreaktionen, die schließlich das Knorpelgewebe zerstören. Ein Teil der Immunkomplexe scheint auch ins Blut überzutreten.

Autoantikörper

Zirkulierende Immunkomplexe

Diese zirkulierenden Immunkomplexe lagern sich an gesunde Zellen anderer Organe an. Dort kommt es dann ebenfalls zu Entzündungsreaktionen und zur Zerstörung von gesunden Zellen. Nerven-, Gefäß-, Haut- und Lungenschäden sind die Folge.

Einsatz proteolytischer Enzyme

Durch den Einsatz von proteolytischen Enzymen kommt es zur Spaltung und schließlich zum Abbau der Immunkomplexe. Allerdings können Wochen vergehen, bis eine Wirkung eintritt.

Enzymtherapie früh einsetzen

Es ist sinnvoll, die Enzymtherapie so früh wie möglich einzusetzen. Gerade bei Patienten, bei denen die Erkrankung schubartig verläuft, ist ihr Einsatz erfolgversprechend. Wie Studien einwandfrei belegen, kann eine Behandlung mit Enzymen das Fortschreiten der Erkrankung stoppen. Gegenüber den üblichen Therapien (z. B. Goldbehandlung) hat eine Enzymtherapie den Vorteil geringerer bzw. keiner Nebenwirkungen. Wenn andere Therapieansätze wegen starker Nebenwirkungen abgebrochen werden müssen, ist eine Enzymbehandlung unbedingt zu empfehlen. Bei der Hälfte der von dieser Erkrankung Betroffenen ist eine Behandlung mit Enzymen erfolgversprechend.

Vorteil der Enzymtherapie

Naturheilkundliche Verfahren

Naturheilkundliche Verfahren, auch zum Teil lokal an den Gelenken durchgeführt, zeigen oft eine sehr positive Wirkung. An den betroffenen schmerzhaften Gelenken können sinnvoll Neuraltherapie, Quaddeltherapie, Ableitungen nach Baunscheidt und Ondamed-Schwingungstherapie meist schnelle Linderungen bis zur Schmerzfreiheit bringen. Immunstärkende Therapien wie Eigenblutinjektionen, Ozon-Eigenblutinjektionen oder Urin-Ozon-Injektionen sollten nicht fehlen. Eine Entgiftung mit Fastenkuren, Colon-Hydro-Therapie oder auch homöopathischen Kom-plexmitteln (PaMo hepan, PaMo lymph, PaMo renal) scheint sinnvoll. Eine Ernährungsumstellung in Verbindung mit orthomolekularer Medizin ist unerläßlich. Hier haben sich die Nährstoffe Vitamin E, Selen, Vitamin C, ein Multimineralpräparat, Kupfer, Zink und Omega-3-Fettsäuren besonders bewährt.

Immunstärkende Therapien

Entgiftung

Ernährungsumstellung

Die Naturheilverfahren bieten hier eine Menge Möglichkeiten, welche gut komplementär mit vielen Therapien kombiniert werden können.

Der Einfluß der Ernährung bei rheumatoider Arthritis

Die Annahme, daß die rheumatischen Erkrankungen durch die Ernährung beeinflußt werden, wird durch die Beobachtung gestützt, daß Diabetes mellitus, Gicht und Fettstoffwechselstörungen oft mit Arthrosen zusammen auftreten und daß Stoffwechselprodukte im Gelenkknorpel abgelagert werden.

Man vermutet, daß bei den Betroffenen eine Sensibilisierung gegenüber bestimmten äußeren Faktoren, z. B. bestimmten Nahrungsbestandteilen, erfolgt ist, die die Entzündungsprozesse auslösen. Durch eine gezielte Ernährung soll verhindert werden, daß die Betroffenen nicht über den Darm mit den schädlichen Nährstoffen belastet werden.

Sensibilisierung gegenüber äußeren Faktoren

Bei Patienten mit rheumatoider Arthritis wurde festgestellt, daß sie unter einer Mangelversorgung mit bestimmten Nährstoffen, wie Vitamin B_6, Folsäure, Pantothensäure, Vitamin E, Magnesium, Selen, Zink, Kalzium und Phosphor litten.

Mangelversorgung mit Nährstoffen

Histidin Die Aminosäure Histidin kommt im Blut und in der Gelenkflüssigkeit in verringerter Konzentration vor. Histidin hemmt möglicherweise die Synthese von Prostaglandin E_2 (PGE_2), eines Stoffes, der den Entzündungsprozeß beeinflussen kann. Bei den Betroffenen wurde eine erhöhte Ausscheidung von Abbauprodukten des Tryptophanstoffwechsels festgestellt.

Tryptophan Die Aminosäure Tryptophan ist wichtig für eine normale Antikörperbildung.

Aminosäuren Möglicherweise sind auch schwefelhaltige Aminosäuren für die Betroffenen von besonderer Wichtigkeit. Es sollte aber darauf geachtet werden, daß alle Aminosäuren in einer ausreichenden und ausgewogenen Zusammensetzung in der Nahrung vorkommen.

Fettsäuren Eine besondere Bedeutung für die Betroffenen haben auch die Fettsäuren in der Ernährung. Es wurde gezeigt, daß ein hoher Anteil an mehrfach ungesättigten Fettsäuren und wenig gesättigte Fettsäuren mit einer täglichen Zulage von 1,8 g Eicosapentaensäure (eine Fettsäure mit 20 C-Atomen) bei den Patienten zu einer Verbesserung geführt hat. Dies erklärt man sich mit einer Verschiebung der Prostaglandinsynthese mit einer vermehrten Bildung der Prostaglandine der 3er Serie (PGE_3). Die aus Arachidonsäure gebildeten Prostaglandine der 2er Serie (PGE_2) hingegen wirken entzündungsfördernd. Das Entzündungsgeschehen wird positiv beeinflußt.

Nachtkerzenöl Nachtkerzenöl hat einen ähnlichen Effekt wie Eicosapentaensäure. Es kommt zur Bildung von Dihomo-Gamma-Linolensäure, die mit Arachidonsäure um ein bestimmtes Enzym, die Cyclogenase, konkurriert und zu einer vermehrten Bildung von PGE_1 statt PGE_2 führt. Dadurch wird das Entzündungsgeschehen ebenfalls positiv beeinflußt.

Vitamin E Auch Vitamin E scheint bei der rheumatoiden Arthritis eine bedeutende Rolle zuzukommen, da es in die Synthese der Prostaglandine eingreift.

Nährstoffempfehlungen

Gerade bei rheumatischen Erkrankungen versuchen Patienten, denen durch die herkömmliche Arzneimitteltherapie und physikalische Therapie wenig geholfen werden kann, nach alternativen Heilmethoden.

Suche nach alternativen Heilmethoden

Bei chronischen Krankheiten wie der rheumatoiden Arthritis (»Rheumatismus«) liegt ein erhöhter Bedarf an Vitamin C vor. Die Zufuhr von Vitamin C kann zu einer Linderung führen. Auch Vitamin E kann bei bestimmten rheumatischen Erkrankungen die Beschwerden mildern. Eine Dosis von 800 mg Vitamin E pro Tag über mehrere Wochen lang eingenommen führte bei den Betroffenen zu einer Erleichterung der Beschwerden.

Vitamin C
Vitamin E

Die antioxidativen Vitamine scheinen die Membranen der Gelenkzellen vor den freien Radikalen, die im Entzündungsherd in überhöhtem Maße durch die Leukozyten abgegeben werden, zu schützen. Patienten, die unter Rheumatismus leiden, sollten also ruhig einen Versuch wagen, ihre Beschwerden durch antioxidative Vitamine zu mildern. Dies ist um so mehr empfehlenswert, da Vitamine allgemein positive Effekte haben und keine Nebenwirkungen auftreten können!

Antioxidantien schützen vor freien Radikalen

Keine Nebenwirkungen

In jüngster Zeit steht unter den alternativen Heilmethoden besonders natürliches Vitamin E im Vordergrund, da es bei der herkömmlichen Therapie rheumatischer Erkrankungen mit den nichtsteroidalen Antirheumatika (NSAR) immer wieder zu starken Nebenwirkungen kommt (Interaktionen mit anderen Medikamenten, Veränderungen im Blutbild und Gastrointestinaltrakt) und die Therapie abgebrochen werden muß.

Vitamin E steht im Vordergrund

Die positiven Effekte von Vitamin E führt man auf seine Tätigkeit als Radikalfänger zurück. Freie Radikale werden selbst bei gesunden Menschen ständig im Stoffwechsel durch verschiedene biochemische Reaktionen gebildet, bei denen Sauerstoff verarbeitet wird. Bei chronischen Entzündungen (rheumatischen Erkrankungen) laufen ständig Prozesse ab,

Positive Effekte von Vitamin E

durch die vermehrt diese freien Radikale gebildet werden. (Phagozytose). Die freien Radikale sorgen nun ihrerseits für viele schädliche Prozesse.

Vitamin E entschärft die Sauerstoffradikale

Vitamin E ist nun in der Lage, die vermehrt gebildeten schädlichen Sauerstoffradikale zu entschärfen. Da Vitamin E bei diesem Stoff verbraucht wird, findet man bei Personen, die unter chronischen rheumatischen Erkrankungen leiden, erniedrigte Vitamin-E-Spiegel im Blut. Wenn diese Patienten vermehrt Vitamin E zu sich nehmen, kann dieses Defizit relativ leicht ausgeglichen werden.

Natürliches Vitamin E ist besser als synthetisches

Natürliches Vitamin E (z. B. Burgerstein Switamin Natural Vit E 400) wirkt besser als synthetisch hergestelltes, da es eine bessere Bioverfügbarkeit besitzt. Es kann als Monotherapeutikum oder zusammen mit Nährstoffen oder Therapien eingesetzt werden.

Reduzierung der Medikamenteneinnahme

Oft kann durch den Einsatz von Nährstoffen die Medikamenteneinnahme reduziert werden.

Dieser Möglichkeit sollte zunehmend Beachtung geschenkt werden, da der Patient durch die Anwendung von Vitamin E und zusätzlichen Nährstoffen keine schädlichen Nebenwirkungen zu fürchten braucht.

Vitamin D und Kalzium

Da sich die Betroffenen oft wegen ihrer Bewegungseinschränkungen und Schmerzen kaum noch bewegen und auch das Haus nicht mehr verlassen, muß auch die Versorgung mit Vitamin D und Kalzium beachtet werden. Ansonsten kommt es zusätzlich noch zu einer Osteoporose.

Übergewicht verringern

Übergewicht sollte unbedingt verringert werden, da es die Gelenke sonst zusätzlich belastet.

Fasten

Zahlreiche Untersuchungen belegen darüber hinaus, daß der Schweregrad der Erkrankung durch Fasten verringert wird. Vorher sollte man jedoch mit seinem Arzt oder Therapeuten darüber reden.

Meine Empfehlung ist 2mal jährlich eine Heilfastenkur in Verbindung mit Colon-Hydro-Therapie und einer Darmaufbaukur.

Rückenschmerzen

Volksleiden

Rückenbeschwerden sind mittlerweile zu einem regelrechten Volksleiden geworden. Dies liegt einerseits daran, daß die menschliche Wirbelsäule eigentlich nicht für den aufrechten Gang geeignet ist bzw. daß in der vergleichsweise kurzen Zeit, in der sich der Mensch aufrecht fortbewegt, die Evolution keine Anpassung bewirken konnte. Andererseits ist die heutige vorwiegend sitzende Lebensweise mit ein Grund dafür. Wer stundenlang an einem Computerarbeitsplatz vor dem Bildschirm sitzt, braucht sich nicht über Beschwerden zu wundern.

Bandscheiben verlieren ihre Elastizität

Beschwerden treten auf, wenn die Bandscheiben ab dem Alter von etwa 30 Jahren ihre Elastizität verlieren. Die Fähigkeit, Stöße zu absorbieren, läßt nach. Außerdem kommt es durch Fehlhaltungen zu einer einseitigen Belastung und Abnutzung der Wirbelsäule. Verstärkt wird die Problematik bei Personen, die ihre Rückenmuskulatur nicht trainieren. Eine starke Rückenmuskulatur wäre sonst in der Lage, die Wirbelsäule zu unterstützen und Fehlhaltungen zu verringern. Nicht zuletzt sorgen auch Überlastungen durch schweres Heben (Fehlhaltung) und ungeeignete Bürostühle für Beschwerden.

Einseitige Belastung und Abnutzung der Wirbelsäule

Nährstoff-/Ernährungsempfehlungen

Knochenschonende Ernährung

Eine ausgewogene Ernährung mit einer ausreichenden Menge an Kalzium, Magnesium und Mangan und ausreichend Vitamin A, D und C sowie den Vitaminen der B-Gruppe sorgen für eine Schonung der Knochen, Muskeln und Gelenke.

Vitamin C

Kalzium und Magnesium

Vitamin A und D

Vitamin C ist notwendig für die Bildung der Proteine in den Knochen, bereits ein geringfügiger Mangel kann den Knochenverlust fördern. Kalzium und Magnesium sorgen für Knochendichte und unterstützen die Muskelfunktion. Vitamin A und D erhalten Knochen und Knorpel aufrecht. Bei Rückenschmerzen immer an unsere Eßgewohnheiten denken, oft wird zu viel, zu fett und zu eiweißreich gegessen. Unsere Ernährung sollte zu 80 % aus basischen und zu 20 % aus sauren Bestandteilen bestehen, aber leider wird sich genau umgekehrt ernährt. Dazu kommen Streß und Hektik. Unser Körper übersäuert und ist dringend auf zusätzliche Nähr- und Mineralstoffe angewiesen. Auch positive Freizeitbeschäftigungen wie Sport, verbunden mit kräftigem Schwitzen, rauben dem Körper Nähr- und Mineralstoffe. Der Körper kommt schnell an seine Nährstoffreserven und braucht dringend zusätzliche Nährstoffe.

Ernährung sollte aus 80 % basischen Bestandteilen bestehen

Übersäuerung

Also bei Rückenschmerzen und Rückenproblemen immer an eine zusätzliche Nährstoffversorgung denken. Eine gute Kombination ist Bullrich Vital S Tabletten, Burgerstein Switamin Cela und AntiOx als Antioxidanzienpräparat.

Bei Rückenschmerzen immer zusätzliche Nährstoffversorgung

Weitere Empfehlungen

Training der Bauchmuskeln

Auch ein gezieltes Training der Bauchmuskeln kann den Rücken entlasten.

Regelmäßige sportliche Betätigung

Eine regelmäßige sportliche Betätigung durch Gehen, Schwimmen, Fahrradfahren und Rudern stärkt die Rückenmuskulatur und verhindert Fehlhaltungen und die damit verbunden Rückenschmerzen.

Bürostuhl

Ergonomische Bürostühle und ein körpergerechter Arbeitsplatz beugen Rückenbeschwerden vor. Es ist sinnvoll, seine Sitzhaltung möglichst oft zu variieren und auch möglichst oft Pausen einzulegen, in denen man sich bewegt. Früher gab es Stehpulte, die bei den Betroffenen ebenfalls zu einer Entlastung führten. Man sollte überlegen, ob man manche Tätigkeiten vielleicht auch im Stehen ausüben kann. Das früher gebräuchliche Stehpult trägt nämlich ebenfalls zur Vorbeugung von Rückenproblemen bei.

Stehpult

Auch durch geeignete Matratzen kann man Rückenbeschwerden vermindern.

Schilddrüsenerkrankungen

Hypothyreose

Hier ist an erster Stelle die Schilddrüsenunterfunktion (Hypothyreose) zu nennen, eine träge Schilddrüse, die nicht genug Schilddrüsenhormon bildet. Eine schwere Schilddrüsenunterfunktion läßt sich anhand klarer, unmißverständlicher Anzeichen erkennen. Dies sind Kälteempfindlichkeit, Antriebslosigkeit, Gewichtszunahme bei gleichbleibenden Eßgewohnheiten, trockene rauhe Haut, spröde Haare und Nägel, Verstopfung, Muskelschmerzen und steife schmerzende Gelenke, erhöhte Cholesterin- und Blutfettwerte, Depression und Erschöpfungszustände, Anstauungen von Wasser und Schwellungen und bei Frauen langanhaltende und starke Menstruationsblutungen. Die Anzeichen sind natürlich nicht immer zusammen vorhanden, aber es können sich auch mehrere Anzeichen zusammen bemerkbar machen.

Symptome der Schilddrüsenunterfunktion

In der Schilddrüse, die sich im unteren Halsbereich befindet, wird ein Hormon gebildet, das viele Körperfunktionen beeinflußt.

Jod

Ein unerläßlicher Bestandteil dieses Hormons ist Jod. Wenn in der Nahrung nicht genügend Jod enthalten ist, kann die Schilddrüse dieses Hormon nicht mehr in ausreichender Menge bilden, und es kommt zu den aufgeführten Symptomen. Bei einem länger dauernden Jodmangel versucht die Schilddrüse, die mangelhafte Hormonproduktion zu kompensieren, indem sie mehr Zellen bildet und sich vergrößert. Es kommt im unteren Halsbereich zu einer auffälligen Schwellung, einem auffälligen Kropf oder Struma.

Schilddrüsenvergrößerung durch Jodmangel

Kropf

Ernährungsempfehlungen

Genügend Jod in ausgewogener Ernährung

Normalerweise ist in einer ausgewogenen Ernährung genügend Jod erhalten. 1–2 Portionen Meeresfrüchte pro Woche und eine ausgewogene Mischkost mit Milchprodukten, Fleisch und Geflügel reichen normalerweise aus, um den Jodbedarf zu decken. Sardinen, Süßwasserfische, Seetang, Muscheln, Austern und Hummer enthalten die höchsten Jodmengen.

Jodiertes Speisesalz

Die Verwendung von jodiertem Speisesalz ist eine weitere Möglichkeit, einem Jodmangel vorzubeugen. 1 g Jodsalz enthält die Hälfte des Tagesbedarfs.

Nahrungsmittel, die die Produktion von Hormonen blockieren

Nicht nur durch Jodmangel, sondern auch dann, wenn bestimmte Nahrungsmittel überreichlich gegessen werden, wird die Produktion von Schilddrüsenhormonen blockiert. Besonders Vertreter der Kohlfamilie, Sojabohnen, Erdnüsse, Hirse und Pinienkerne sind in dieser Hinsicht bedeutend. Menschen, die empfindlich sind, sollten diese Nahrungsmittel nur gekocht essen, da dann die für die Schilddrüse toxischen Substanzen zerstört werden.

Herabsetzung des Grundumsatzes

Bei einer Schilddrüsenunterfunktion kommt es zu einer Herabsetzung des Grundumsatzes, also der benötigten Energiemenge im Ruhezustand. Daher sind die Betroffenen anfällig für Übergewicht und sollten weniger Kalorien, insbesondere in Form gesättigter Fette, aufnehmen. Dies insbesondere, weil der Fettsäure- und der Cholesterinspiegel im Blut sowieso schon erhöht ist.

Nährstoffempfehlungen

Zusätzliche Nährstoffe

Folgende Nährstoffe sollte man vermehrt zuführen: Vitamin A, Vitamin-B-Komplex, Jod, Selen und Zink.

Vitamin A

Vitamin A ist wichtig zur Bildung des Schilddrüsenhormons. Schilddrüsenunterfunktion untergräbt die Umwandlung von Nahrungskarotionoiden (Vitamin-A-Vorläufer) in Vitamin A, was die Vitamin-A-Werte im Körper senkt. Hier gibt es eine Verbindung zur Sonnenallergie und Hautproblemen.

Vitamine des B-Komplexes

Jod

Vitamine des B-Komplexes werden ebenso zur Bildung des Schilddrüsenhormons benötigt, und Jod ist ein unerläßlicher Baustein des Schilddüsenhormons. Ein gute Kombination in der Nahrungsgergänzung ist Burgerstein Switamin Natural Beta Carotenoids 15 zusammen mit Vitamin-B-Komplex.

Die Gefahr, daß sich durch den Verzehr von jodiertem

Speisesalz eine Schilddrüsenüberfunktion entwickelt, ist nicht zu erwarten.

Schlaflosigkeit

Weitverbreitetes Übel

Auch die Schlaflosigkeit* ist ein weitverbreitetes Übel. Man schätzt, daß bis zu einem Drittel der Erwachsenen zumindest zeitweise an Schlaflosigkeit leiden.

Folgen

Schlafstörungen führen nicht nur zu einer verringerten Konzentrationsfähigkeit und anderen Gehirnleistungen, sondern auch zu einer verringerten Frustrationstoleranz und erhöhter Reizbarkeit. Abgesehen davon kommt es zu einer Erhöhung des Unfallrisikos. Menschen mit Schlafstörungen sind daher öfter in Autounfälle verwickelt als Ausgeschlafene.

Schlafbedürfnis

Die individuellen Schlafbedürfnisse sind sehr verschieden. Einige Menschen benötigen mehr als 9 oder 10 Stunden Schlaf, anderen genügt ein Quantum von 6 Stunden. Normal sind wohl 7–8 Stunden Schlaf. Besonders ältere Menschen brauchen meist weniger Schlaf als Jüngere.

Ursachen

Gründe für Schlafstörungen sind Streß, Angstzustände, Depressionen und bestimmte Ernährungsstörungen (siehe unten).

Hilfsmittel

Die Hilfsmittel gegen Schlafstörungen sind vielfältig. Eine Möglichkeit sind die Entspannungstechniken. Vielfach ist auch eine regelmäßige körperliche Aktivität hilfreich. Wer die sportliche Betätigung wählt, um müde zu werden, sollte allerdings darauf achten, daß bis zum Zubettgehen noch mehrere Stunden Zeit sind.

Keine Schlaftabletten

Schlaftabletten werden von vielen Betroffenen zu Recht aufgrund ihrer Nebenwirkungen gemieden, zumal es ausreichend nebenwirkungsfreie Ernährungstips gegen Schlafstörungen gibt.

---

* Siehe hierzu auch den Ratgeber *Schlafstörungen – Ursachen, Vorbeugung, ganzheitliche Therapie* von Gerhard Leibold, erschienen im gleichen Verlag. ISBN 3-89698-128-5.

Nährstoff-/Ernährungsempfehlungen

Multivitamin- und Mineralstoff-präparate

Ganz allgemein sind Multivitamin- und Mineralstoffpräparate gut geeignet. Eine durchwachte Nacht erhöht den Grundumsatz um etwa 50 %.

Koffein und Alkohol meiden

Wenn man unter Schlafstörungen leidet, sollte man unbedingt Koffein und Alkohol meiden. Zwar hat Alkohol zuerst eine einschläfernde Wirkung, jedoch sorgt er nur für einen unruhigen und oberflächlichen Schlaf mit baldigem Erwachen. Der Tiefschlaf wird verhindert.

Colagetränke

Kaffee und andere koffeinhaltige Getränke führen, im Übermaß genossen, ebenfalls zu Schlafstörungen. Hierbei muß man auch an die Colagetränke und an die modernen »Energie-Drinks« wie Red Bull denken, die relativ viel Koffein enthalten.

Koffeinkonsum reduzieren

Personen, die unter Schlafstörungen leiden, sollten ihren Koffeinkonsum schon tagsüber reduzieren und sicherheitshalber einige Stunden vor dem Zubettgehen ganz darauf verzichten. Die Empfindlichkeit gegenüber Koffein ist allerdings individuell sehr verschieden. Koffein wirkt in hohen Dosen paradox, d. h., es macht dann wieder müde. Außerdem soll es Menschen geben, die nicht schlafen können, weil sie einen zu niedrigen Blutdruck haben, und schlafen können, nachdem sie etwas Kaffee getrunken haben.

Nicht zu spät zu Abend essen

Günstig wirkt es sich auch aus, wenn man seine Abendmahlzeit nicht zu spät vor dem Zubettgehen einnimmt. Einerseits schlagen die Kalorien dann nicht so zu Buche, andererseits kann man beim Abendessen darauf achten, reichlich Tryptophan zu sich zu nehmen. Diese essentielle Aminosäure ist zum Aufbau von Serotonin notwendig, ein Neurotransmitter, der den Schlaf herbeiführt. Kohlenhydrate beim Abendessen regen die Ausschüttung des Hormons Insulin an, das die Aufnahme von Tryptophan und anderer Aminosäuren im Gehirn steigert. Lebensmittel mit einem günstigen Verhältnis von Tryptophan zum Gesamtproteingehalt sind Milch und Milchprodukte, Eier, Fisch, Bananen, Walnüsse und Sojaprodukte.

Ein niedriger Blutzuckerspiegel kann ebenfalls zu einem nächtlichen Erwachen führen, denn dadurch kommt es zu einer Ausschüttung des Hormons Glukagon, des natürlichen Gegenspielers von Insulin. Glukagon sorgt nun wiederum für einen Anstieg der Streßhormone Adrenalin und Noradrenalin, die eine stoffwechselaktivierende Wirkung haben.

Glukagon

Auch die biogenen Amine, das sind kurzkettige, niedermolekulare eiweißartige Substanzen, können bei manchen Menschen zu Schlafstörungen führen. Diese Substanzen kommen in manchen Käsesorten, Speck, Schinken, Wurst, Sauerkraut, Auberginen, Spinat und Tomaten vor und erhöhen auch den Blutdruck. Auch hier sind die Wirkungen individuell sehr verschieden. Daher ist es am sinnvollsten, wenn jeder für sich die Effekte der obigen Nahrungsmittel ausprobiert, d. h., man nimmt die genannten Lebensmittel nur in kleinen Mengen zu sich oder meidet sie ganz und beobachtet dann, ob sie bekömmlich sind.

Biogene Amine

Vorkommen

Kalzium und Magnesium oral eingenommen wirken beruhigend, helfen beim Einschlafen und verbessern die Schlafqualität.

Kalzium und Magnesium

Sonstige Tips

- Rauchen und Alkohol sollten Sie meiden. Nikotin ist ein Anregungsmittel und sorgt für eine verschlechterte Schlafqualität.
- Eine regelmäßige moderate sportliche Betätigung fördert einen erholsamen Schlafrhythmus und reguliert Schlafstörungen.
- Widerstehen Sie den Schlaftabletten. Schlafmittel machen auf Dauer süchtig. Außerdem können sie den Schlafrhythmus durcheinanderbringen. Auch viele andere Medikamente, wie Betablocker, können Schlafstörungen verursachen.
- Auch die psychische Komponente muß beachtet werden. Schlafstörungen können auch seelisch bedingt sein und durch Streß, Ängste, Sorgen usw. verursacht werden (Hypnosetherapie).

Sodbrennen

Brennender Schmerz im Brustbereich

Ursache

Mit Sodbrennen bezeichnet man einen brennenden Schmerz im Brustbereich. Diese Schmerzen treten normalerweise nach reichhaltigem Essen und im Liegen auf. Hervorgerufen wird Sodbrennen durch ein Zurückfließen von Mageninhalt und Magensäure in die Speiseröhre. Die Magensäure verursacht dann die Schmerzen. Bei häufigem, andauerndem Auftreten kann es zu einer Entzündung der unteren Speiseröhre kommen.

Therapiemaßnahmen

Fettige und reichhaltige Mahlzeiten vermeiden

Fettige und reichhaltige Mahlzeiten sollte man vermeiden. Nicht nach den Mahlzeiten gleich hinlegen, so hilft die Schwerkraft, um einen Rückfluß vom Mageninhalt zu verhindern. Wenn Sodbrennen nachts im Liegen auftritt, sollte man den Oberkörper etwas hochlagern und mit Kissen abstützen. Übergewicht fördert die Entstehung von Sodbrennen ebenfalls, da dadurch ein Druck auf den Unterbauch und damit auch auf den Magen ausgeübt wird.

Nährstoffempfehlungen

Auslöser

Meiden sollte man Kaffee, Alkohol, fettreiche Mahlzeiten, zuckerhaltige Speisen und Süßigkeiten und zu stark gewürzte Speisen. Auch Schokolade, Zitrusfrüchte, Schwarztee, Tomaten und Pfefferminze können Sodbrennen auslösen. Gegebenenfalls muß man die Wirkung der Nahrungsmittel ausprobieren, da sie individuell sehr verschieden ist.

Entsäuerungssalze

Zusätzlich sind Entsäuerungssalze zu empfehlen. Eine Dauereinnahme ist oft unerläßlich. Bekannte, bewährte Präparate sind Alkala-N-Pulver, Bullrich Vital-Tabletten oder Pulver, Basosyx-Tabletten, um nur einige zu nennen.

Sonstige Empfehlungen

Weitere Auslöser

Rauchen und bestimmte Medikamente, die Pille, Salizylate, Acetylsalizylsäure (in Kopfschmerz- und Fiebermitteln, Aspirin) und Medikamente gegen Allergien und Erkältungen (Antihistaminika) können zu Sodbrennen führen.

Tinnitus (Ohrgeräusche)

Geräusche, die nicht von außen entstehen

Etwa 3 Millionen Menschen leiden in Deutschland unter Ohrgeräuschen. Die Betroffenen hören Geräusche, die nicht von außen entstehen. Bedenklich wird es, wenn die Ohrgeräusche länger als eine Nacht auftreten. Zu den Auslösern der Ohrgeräusche gehören Zahnfehlstellungen, Knalltrauma, Hörsturz und Streß, selten ist ein Tumor verantwortlich. Oftmals verschwinden die störenden Hörgeräusche von selbst (sog. Spontanremissionen).

Auslöser

Der Tinnitus ist eigentlich ein Symptom, das von einigen Grundkrankheiten ausgelöst wird. So führen u. a. auch Verspannungen im Nacken- und Schulterbereich zu Tinnitus.

Nährstoff- / Ernährungsempfehlungen

Veränderung der Fließeigenschaften des Blutes

Die Empfehlungen beziehen sich teilweise auf Faktoren in der Nahrung, die die Fließeigenschaften (Viskosität) des Blutes verändern. Ein überhöhter Konsum von gesättigten Fetten und Cholesterin verschlechtert die Fließeigenschaften des Blutes im Innenohr. Auch eine stark zuckerhaltige Ernährung hat schädliche Auswirkungen auf die Hörfähigkeit. Es kommt zur Ausschüttung von Adrenalin, welches zu einer Kontraktion der Kapillaren im Innenohr führt. Hohe Blutzuckerspiegel führen auch zu einer Schädigung der Blutgefäße. Der Zucker reagiert dann mit

Adrenalin

Hohe Blutzuckerspiegel

bestimmten Aminosäuren in der Zellschicht, die die Blutgefäße innen auskleidet. Dies führt mit der Zeit zu einer Verdickung der Innenwände. Der Durchmesser der Blutgefäße wird kleiner, was wiederum die Durchblutung erschwert.

Blut-Dunkelfeld-Untersuchung

Eine Blut-Dunkelfeld-Untersuchung nach Prof. Enderlein scheint unerläßlich; hier sieht man, wie verändert die Blutkörperchen und wie verschlackt das Blut ist.

Präparate der Sanum-Reihe sind zur Blutverbesserung angezeigt.

Hilfreiche Nährstoffe

Die folgenden Nährstoffe helfen:

- Vitamin E verbessert in einer Dosierung von 400 mg pro Tag die Fließeigenschaften des Blutes.
- Vitamin A wirkt als Epithelschutzvitamin auch auf die Sinneszellen des Innenohrs. Beide Vitamine sollten zusammen eingenommen werden.
- 1000 mg Vitamin C und 100–150 mg Rutin können ebenfalls zu einer Besserung führen.
- Vitamin D, Kalzium, Zink, Mangan sind ebenfalls wichtig.
- Enzympräparate, unter anderem zur Verbesserung der Blutfließfähigkeit.

Schwermetallbelastung

Eine Schwermetallbelastung sollte durch einen Blut- oder Urintest abgeklärt werden. Auch Zahnmetalle können eine Rolle spielen. Es ist bekannt, daß Aluminium und Blei zu Tinnitus führen können.

Nahrungsmittelallergien

Auch Nahrungsmittelallergien, die durch Koffein, Alkohol, Nikotin und Aspirin hervorgerufen werden können, stehen im Verdacht, zu Tinnitus zu führen.

Ginkgo biloba

Ein Extrakt aus der Heilpflanze Ginkgo biloba kann erfolgreich gegen Tinnitus eingesetzt werden. Die Durchblutung des Gehirns wird dadurch verbessert. Diese Pflanzenextrakte enthalten Stoffe (Flavonoide), die die Aggregationsfähigkeit der Blutplättchen verringern. Dadurch wird das Blut – vereinfacht gesagt – dünnflüssiger und kann dadurch die feinsten Blutgefäße (Kapillaren) im Ohr störungsfreier passieren.

Sonstige Empfehlungen

Bei einem akuten Verlust der Hörfähigkeit (Hörsturz) sollte man sofort den Facharzt aufsuchen.

Facharzt aufsuchen

Wenn der Tinnitus streßbedingt zu sein scheint, sollte die psychische Komponente unbedingt beachtet werden. Ruhe und Entspannung können helfen. Die Betroffenen sollten autogenes Training oder andere Entspannungstechniken erlernen.

Ruhe und Entspannung

Lärmbelastungen führen auf Dauer zu einer Schädigung der empfindlichen Sinneszellen im Ohr und mit der Zeit zu Hörverlust. Man sollte nicht über längere Zeit laute Musik hören (erst recht nicht mit einem Kopfhörer). Bei Lärmbelastungen am Arbeitsplatz sollte man unbedingt Gehörschutz tragen.

Es gibt viele erfolgversprechende Therapien. In der Akutphase sind Infusionen, empfehlenswert. Proteolytische Enzyme, pflanzliche Enzyme, durchblutungsfördernde Maßnahmen, blutverbessernde Maßnahmen, Entsäuerung, Schwingungstherapien, Hypnose, Hörkassetten, orthomolekulare Medizin, kurz gesagt: Alle Möglichkeiten sollten versucht werden, um die Ohrgeräusche in den Griff zu beommen.

Erfolgversprechende Therapien

Je chronischer ein Tinnitus wird, um so schwieriger ist die Behandlung und die Chance, das Geräusch wieder zu beseitigen. Ist das Geräusch wieder verschwunden, unbedingt Medikamente und Nährstoffe oder Therapiemaßnahmen weiter anwenden, um einen Rückfall zu verhindern.

Verstopfung (Obstipation)

Häufigkeit

Etwa ein Drittel aller Erwachsenen leidet unter Verstopfung. Frauen sind etwa doppelt so häufig betroffen wie Männer. Besonders bei älteren Menschen wird die Verstopfung zu einem ernstzunehmenden Gesundheitsproblem.

Die Häufigkeit der Stuhlentleerung ist individuell sehr

Häufigkeit der Stuhlentleerung

verschieden. Während beim Säugling 5 Stühle pro Tag abgesetzt werden, ist die Zahl bei Erwachsenen sehr unterschiedlich. Sie liegt zwischen drei pro Tag bis einer alle 3 Tage, jedoch meist bei 1–2 pro Tag. Von Obstipation spricht man, wenn der Darm seltener als alle 2–3 Tage spontan entleert wird.

Ursache der Verstopfung

Der Grund für die Verstopfung liegt meist in Funktionsstörungen des Dickdarms begründet. Seltene organische Ursachen können Darmverschlüsse durch Krebserkrankungen oder narbige Veränderungen nach einer Strahlentherapie sein.

Sofern die oben genannten Ursachen nicht der Grund für eine Obstipation sind, kommen die folgenden Ursachen in Frage:

- psychische Fehlhaltungen
- ballaststoffarme Ernährung
- das bewußte Unterdrücken des Defäkationsreizes
- die voreilige Einnahme von Abführmitteln

Angst vor den Folgen einer Verstopfung

Bei vielen Menschen besteht eine übertriebene Angst vor den Folgen einer Verstopfung. Sie befürchten, daß giftige Substanzen aus dem Darm resorbiert werden und zu einer Selbstvergiftung führen. Dies führt bei den Betroffenen dazu, daß sie versuchen, einen Stuhlgang zu erzwingen, wodurch das Problem oft noch verstärkt wird. Auch die grundlose Einnahme von Abführmitteln ist die Folge.

Abführmittel

Die regelmäßige Einnahme von Abführmitteln setzt jedoch einen Teufelskreis in Gang, da der Kalium-, Natrium- und Wasserverlust über den Darm ansteigt und über eine Gewöhnung die Verstopfung noch verstärkt.

Ernährungs- und Therapieempfehlungen

Ballaststoffreiche Kost

- Ballaststoffreiche Kost: mindestens 30 g Ballaststoffe pro Tag mit einem hohen Anteil an Vollgetreide, Gemüse und Salat.

Abführmittel reduzieren

- Wenn die Patienten schon regelmäßig Abführmittel gebrauchen, sollte deren Konsum stufenweise reduziert und gleichzeitig der Ballaststoffgehalt der Kost erhöht werden.

- Nur wenn eine Umstellung auf ballaststoffreiche Kost nicht möglich ist, empfiehlt sich der regelmäßige Verzehr von ballaststoffreicher Speisekleie bei gleichzeitiger reichlicher Flüssigkeitszufuhr.

Speisekleie

- Mindestens 2–3 Liter Flüssigkeit, am besten stilles Wasser, ist eine der wichtigsten Voraussetzungen für einen normalen Stuhlgang.

2–3 l Flüssigkeit

- Pflanzliche oder tierische Arzneimittel (Horvi Schlangenenzyme) können die Darmtätigkeit anregen. Leber und Galle anregende Mittel (PaMo hepan, Hevert Gall S Saft) wirken sehr unterstützend. Distelöl kann auch unverdünnt eingenommen werden.

Pflanzliche Arzneimittel

Distelöl

- Colon-Hydro-Therapie (Dickdarmspülung mit Wasser) hat sich besonders bewährt. Meist wird sie in Verbindung mit einer medikamentösen Darmsanierung durchgeführt.

Colon-Hydro-Therapie

- Als Nährstoffe sind Vitamin C, ein Vitamin-B-Komplex und Magnesium zu empfehlen. Vitamin C zieht Wasser in den Darm und macht den Stuhl ebenso wie Enzyme weich; am besten morgens nüchtern mit viel Wasser einnehmen. Mangel an B-Vitaminen, besonders Folsäure, kann die Verstopfung verschlimmern. Magnesium, besonders hochdosiert genommen, regt die Darmtätigkeit an. Kalzium kann hochdosiert die Verstopfung verschlimmern.

Nährstoffe

Vitamin C

Vitamin-B-Komplex

Magnesium

Wundheilungsstörungen

Eine ausgewogene Ernährung, die Proteine, Fette und Kohlenhydrate, aber auch Vitamine und Mineralstoffe in ausgewogener Menge enthält, trägt wesentlich zu einer schnellen Wundheilung bei. Besonders die Vitamine A, C und E und die Vitamine der B-Gruppe sowie Zink, Eisen und die Aminosäure Arginin sollen nach neuesten wissenschaftlichen Befunden dafür verantwortlich sein, daß Operationen und die post-

Ausgewogene Ernährung

Proteolytische Enzyme

operative Nachsorge komplikationslos verlaufen. Nach Operationen zusätzlich proteolytische Enzyme einnehmen.

Nährstoff- / Ernährungsempfehlungen

Vitamin C

- Vitamin C ist von überragender Bedeutung für die Bildung von Bindegewebe (Kollagen).

Vitamin A

- Vitamin A bezeichnet man auch als Epithelschutzvitamin. Es unterstützt nach einer Operation die Regeneration der oberen Hautschichten.

Zink

- Zink ist wichtig für die Zellteilung und damit auch für die Bildung neuer Hautzellen.

Zahnkaries

Eine der häufigsten Zivilisationskrankheiten

Zusammenhang mit Ernährung

Zahnkaries kann man getrost als eine der häufigsten Zivilisationskrankheiten bezeichnen. Der Entstehung von Zahnkaries wird zu einem ganz großen Teil von der Ernährungsweise beeinflußt. Der Zusammenhang wird besonders deutlich, wenn man die Häufigkeit während und nach dem letzten Weltkrieg untersucht. Mit steigendem Wohlstand und den daraus resultierenden Ernährungs- und Konsumgewohnheiten wuchs auch die Häufigkeit von Karies. Auch heute läßt sich dieser Einfluß belegen: Bei Bevölkerungsgruppen mit großteils traditioneller Ernährungsweise (Eskimos und Massai) ist das Auftreten von Karies extrem selten.

Ursachen

Die Ursache für die Entstehung von Zahnkaries sind die Stoffwechselprodukte von Bakterien, die die Mundhöhle besiedeln. Sie bauen niedermolekulare Kohlenhydrate zu organischen Säuren, vor allem Lactat, ab. Dadurch kann der pH-Wert bis auf 5 absinken. Ist die Menge dieser Säuren groß genug und die Einwirkungszeit ausreichend lange, zerstören sie das Kalziumphosphat des Zahnschmelzes und später auch das Dentin der Zahnoberfläche. Eine Regeneration von Zahngewebe ist im Gegensatz zu Knochen nicht möglich. Im Gegenteil: Wenn einmal ein Loch entstanden ist, vergrößert sich das Risiko noch, da sich in den entstandenen Löchern Bakterien ansiedeln und in aller Ruhe wachsen können.

Eine Regeneration von Zahngewebe ist nicht möglich

Außer der Säureproduktion sind einige Bakterien auch in der Lage, aus Glukose und Fructose mittels bestimmter Enzyme hochmolekulare Substanzen zu bilden, die sie absondern und dann Plaques bilden. Diese Plaques behindern die Reinigung durch den Speichel und schützen so die Bakterien. Außerdem verhindern sie die Zufuhr von Mineralstoffen während der Härtung des Zahnschmelzes. Die Zufuhr dieser Mineralstoffe über den Speichel ist nämlich wichtiger als die Zufuhr durch das Blut.

Bakterien bilden hochmolekulare Substanzen

Plaques

Die Anfälligkeit der Zähne für Karies ist auch von dem Ernährungszustand der Mutter während der Schwangerschaft abhängig. Bei Frühgeborenen und Kindern mit sehr geringem Geburtsgewicht kam es häufig aufgrund eines erniedrigten Kalziumspiegels im Blut (Hypokalzämie) zu einer unzureichenden Zahnmineralisierung. Auch eine frühe Umstellung von Frauenmilch auf Kuhmilch führt zu Zahnschmelzdefekten, wahrscheinlich aufgrund des Kalzium-Phosphat-Verhältnisses.

Ernährungszustand der Mutter

Nährstoffempfehlungen

- Vitamin D und Kalzium spielen eine wichtige Rolle beim Aufbau der Zähne. ***Vitamin D und Kalzium***
- Vitamin C ist ebenfalls wichtig, es sollte jedoch nicht über Kautabletten eingenommen werden, da diese stark säurehaltig sind und den Zahnschmelz zerstören. Auch sind diese Kautabletten oft zukkerhaltig. ***Vitamin C***
- Auch Vitamin A beugt der Kariesentstehung vor. ***Vitamin A***
- Ein wichtiger Stoff für die Kariesprohylaxe ist Fluor. Ein überhöhte Fluoraufnahme kann allerdings auch schädlich sein. ***Fluor***

Multivitaminpräparat für Kinder

- Ein Multivitaminpräparat für Kinder halte ich für empfehlenswert, da Vitamin D und C beim Aufbau der Zähne eine wichtige Rolle spielen. Eine zusätzliche Kalziumgabe ist besonders in den ersten 8 Lebensjahren wichtig, wenn die Zähne aufgebaut und mineralisiert werden. Auch hier keine Kautabletten, da diese stark säurehaltig sind und den Zahnschmelz zersetzen können.

Tips zur Kariesprophylaxe

- Saccharose (Haushaltszucker) in der Nahrung meiden. Austausch durch Zucker, die weniger kariesfördernd sind, z. B. Glukose, Invertzucker.
- Seltener Süßigkeiten essen, nicht über den Tag verteilt ständig Bonbons lutschen.
- Klebrige Bonbons und Süßigkeiten vermeiden.
- Häufig Zähne putzen, um Plaques zu entfernen.
- Der Säure-Basen-Haushalt spielt eine wichtige Rolle. Eine basenreiche Ernährung ist die Grundvoraussetzung für ein gesundes Gebiß.

Basenreiche Ernährung

Zuckerkrankheit (Diabetes mellitus)

Von der Zuckerkrankheit sind in Deutschland etwa 4 Millionen Menschen betroffen.

Erbliche Stoffwechselkrankheit

Insulinmangel

Die Zuckerkrankheit ist eine erbliche Stoffwechselkrankheit, die auf einem absoluten oder relativen Insulinmangel beruht. Die B-Zellen der Bauchspeicheldrüse sind nicht in der Lage, ausreichend Insulin zu bilden. Dadurch kommt es zu einer Erhöhung des Blutglukosespiegels (Hyperglykämie) und einer erhöhten Glukoseausscheidung im Urin (Glukosurie), sowie übermäßigem Durst (Polydipsie).

Erwachsenendiabetes

Der Erwachsenendiabetes ist eine typische Zivilisationskrankheit, denn er tritt gehäuft in Ländern mit hohem Lebensstandard auf. Eine falsche Ernährung, bewegungsarme Lebensweise und Übergewicht sind Faktoren, die die Entstehung von Diabetes fördern. Diabetes gilt als Risikofaktor für Arteriosklerose.

Risikofaktor für Arteriosklerose

Ein Problem ist die große Dunkelziffer. Bis die Betroffenen therapiert werden, sind oft schon Spätfolgen entstanden.

Spätfolgen von Diabetes mellitus

Todesursachen

Gefäßerkrankungen sind die häufigsten Todesursachen bei Diabetikern (77 %), gefolgt von Karzinom (11 %), Infektionen (6 %) und Koma (1 %).

Mikroangiopathien

Diabetische Gefäßerkrankungen unterteilt man in Mikro- und Makroangiopathien. *Mikroangiopathien* entstehen in den feinsten Blutkapillaren und treten nur bei Diabetes auf. Bei Mikroangiopathien kommt es zu einer Verdickung der Basalmembran in den Kapillaren. Man spricht dann je nachdem, welches Organ betroffen ist, von diabetischer Retinopathie (Auge), Glomerulosklerose (Nieren) und diabetischer Neuropathie (Nerven). Die diabetische Retinopathie ist die Ursache für die häufigsten Erblindungen im Erwachsenenalter.

Makroangiopathien

Makroangiopathien umfassen alle Formen der Arteriosklerose, die bei Diabetikern früher und schwerer auftritt. Zu den Makroangiopathien gehören Koronarsklerose, die zum Herzinfarkt führt, Zerebralsklerose (siehe auch Kapitel Arteriosklerose und Gefäßerkrankungen) sowie die Sklerose der Beinarterien und der Nierenarterien.

Verringerte Durchblutung der Beine

Durch die Sklerose der Beinarterien kommt es zu einer verringerten Durchblutung der Beine, das Gewebe wird nicht mehr ausreichend mit wichtigen Nährstoffen versorgt. Die Haut wird erst trocken, verhornt dann und wird haarlos. Da aufgrund der mangelhaften Durchblutung auch das Immunsystem gestört ist, kommt es schließlich zu Infektionen mit Bakterien und zum Gewebstod (Nekrose, Gangrän). Im fortgeschrittenen Stadium hilft nur noch eine Amputation, damit die giftigen Abbauprodukte nicht den

Gewebstod

restlichen Körper überschwemmen und zu einer Blutvergiftung führen. Mit einer rechtzeitigen und gezielten Therapie könnten etwa 50 % aller Amputationen verhindert werden.

Amputationen verhindern

Bluthochdruck tritt bei Diabetikern häufiger auf als bei Nichtdiabetikern.

Bluthochdruck

Ziel der Diabetestherapie

Stoffwechselentgleisungen ausgleichen

Durch die Therapie sollen die Stoffwechselentgleisungen des Diabetes ausgeglichen werden, um Betroffene vor weiteren Schäden am Gefäßsystem zu schützen. Vereinfacht gesagt, wird ein Gleichgewicht zwischen den Faktoren angestrebt, die den Blutzucker erhöhen (Nahrungsaufnahme), und denen, die ihn senken (Medikamente, sportliche Betätigung). Ziel ist ein möglichst gleichmäßiger Glukosespiegel und das Vermeiden von starken Schwankungen.

Während bei Gesunden nach der Nahrungsaufnahme eine Menge von Insulin ins Blut abgegeben wird, die so hoch ist, daß sich die Blutglukosekonzentration im Normbereich bewegt, fehlt beim Diabetiker diese Insulinausschüttung. Sie ist bei Typ-II-Diabetikern entweder zu gering oder fehlt beim Typ-I-Diabetes völlig.

Insulinausschüttung

> Ziel einer diätetischen Therapie muß es nun sein, den Blutzuckerwert der Insulinabgabe anzupassen und nicht wie es bei Gesunden ist, die Anpassung der Insulinabgabe an den Blutzuckerwert.

Blutglukosespiegel

Der Blutglukosespiegel (die Blutzuckerkonzentration) wird durch eine ganze Anzahl von Faktoren bestimmt, besonders aber von der Art und Menge der aufgenommenen Kohlenhydrate. Glukose und Disaccharide (Zweifachzucker, Zucker aus 2 Zuckermolekülen), die Glukose enthalten, wie Saccharose (Haushaltszucker), Maltose (Malzzucker) und Laktose (Milchzucker), wirken sich am ehesten auf den Blutzuckerspiegel aus. Allerdings beeinflussen auch der Fett-, Eiweiß- und Ballaststoffgehalt einer Mahlzeit den Blutglukosespiegel. Besonders wenn die Kohlenhydrate zusammen mit Ballaststoffen oder Fett verzehrt werden, sind die Blutzuckerkonzentrationen nach einer Mahlzeit vergleichsweise niedrig.

Art und Zusammensetzung eines Lebensmittels

Auch die Art und Zusammensetzung des Lebensmittels spielen eine Rolle. Gleiche Mengen Glukose und Stärke beeinflussen den Blutglukosespiegel sehr unterschiedlich. Nudeln oder Hülsenfrüchte wirken sich nicht so schnell und so stark auf den Blutzucker aus wie Kartoffeln oder Brot. Dies hat man mit dem glykämischen Index veranschaulicht, der den Einfluß verschiedener kohlenhydratreicher Nahrungsmitteln auf die Blutglukosekonzentration nach einer Mahlzeit (postprandial) mit dem Einfluß von Glukose oder Weißbrot vergleicht. Der postprandiale Blutzuckerspiegel nach der Glukose- bzw. Weißbrotmahlzeit wurde dann jeweils gleich 100 % gesetzt.

Glykämischer Index

Glykämische Indizes

	Glukose = 100	Weißbrot = 100
Zucker		
Glukose	100	138
Maltose	105	152
Saccharose	59	86
Fructose	20	30
Honig	87	126
Obst		
Äpfel	39	53
Bananen	62	79
Orangen	40	66
Orangensaft	46	67
Rosinen	64	93
Milchprodukte		
Magermilch	32	46
Vollmilch	34	49
Joghurt	36	52
Eiscreme	36	52

	Glukose = 100	Weißbrot = 100
Getreideprodukte		
Weißbrot	69	100
Buchweizen	51	74
Weizenschrot	67	97
Hirse	71	103
Cornflakes	80	119
Reis, poliert	72	83
Naturreis	66	96
Spaghetti	50	66
Vollkornspaghetti	42	61
Gemüse		
Frühkartoffeln	70	81
rote Beete	64	k.A.
Karotten	92	k.A.
Zuckermais	59	87
Hülsenfrüchte		
weiße Bohnenkerne	31	45
braune Bohnenkerne	29	54
gebackeneBohnenkerne	40	60
Sojabohnen	15	22
Sojabohnen (Dose)	14	20
Linsen	29	43
Erbsen (getrocknet)	33	56
Kichererbsen	36	49

Nährstoffrelation

Gesamtenergie

Die Gesamtenergie sollte zu 45–55 % aus Kohlenhydraten, zu 10 bis maximal 20 % aus Proteinen und zu 25–35 % aus Fetten bezogen werden. Außerdem sollten die Kohlenhydrate in Form von komplexen Kohlenhydraten aufgenommen werden. Lebensmittel mit komplexen Kohlenhydraten sind z. B. Vollkornprodukte und Kartoffeln. Komplexe Kohlenhydrate sind im Gegensatz zu Einfachzuckern und Weißmehlprodukten gesünder. Im Einzelfall sollte auch der Fettanteil soweit wie möglich reduziert werden.

Komplexe Kohlenhydrate

Man sollte möglichst komplexe Kohlenhydrate aus ballaststoffreichen Lebensmitteln verwenden. Auch bei den komplexen Kohlenhydraten sollten die unterschiedlichen glykämischen Indizes berücksichtigt werden. ***Komplexe Kohlenhydrate***

Traubenzucker (Glukose), Haushaltszucker (Saccharose), Milchzucker (Laktose), Malzzucker (Maltose) und Maltodextrin sind tabu!!

Man sollte nicht die Fettmenge erhöhen, um den Kohlenhydratanteil der Nahrung niedrig zu halten. Zur Arterioskleroseprophylaxe darf der Fettanteil 35% der Gesamtenergiezufuhr nicht überschreiten. ***Fett***

Die Proteinzufuhr sollte 15–20% der Gesamtenergiezufuhr betragen. Ein höherer Proteinanteil erhöht bei Diabetikern die Gefahr der Nierenfunktionsstörung und sollte daher vermieden werden. Außerdem besteht die Gefahr, daß mit einer höheren Proteinmenge auch mehr Fett aufgenommen wird (Fleisch, Käse usw.). ***Eiweiß***

Wenn keine Kontraindikationen vorliegen (Pankreatitis, Leberzirrhose, Fettstoffwechselstörungen, Adipositas, Neigung zu Hypoglykämien), können bestimmte alkoholhaltige Getränke verzehrt werden. Die Alkoholmenge sollte 6% der Gesamtenergiezufuhr jedoch nicht überschreiten. ***Alkohol***

Es besteht die Gefahr, durch den Alkoholgenuß eine Hypoglykämie auszulösen. ***Hypoglykämie***

Für Diabetiker gibt es spezielle alkoholische Getränke, die unter Anrechnung ihres Energiegehalts konsumiert werden dürfen (Diabetikerbier, -wein, -sekt).

Einstellung des Diabetikers nur mit Diät

Bei Diabetikern vom Typ II, also dem sog. Erwachsenen- oder Altersdiabetes, wird bei Krankheitsbeginn versucht, den Blutzuckerspiegel ohne Fremdinsulin oder orale Antidiabetika (Biguanide, Sulfonamide) zu therapieren. Falls die Patienten übergewichtig sind, ist die Erreichung des Normalgewichts die vordringlichste therapeutische Aufgabe. Die bei ***Normalgewicht erreichen!***

Übergewicht (Adipositas) vorliegende Insulinresistenz der peripheren Gewebe kann oft schon durch eine Normalisierung des Körpergewichts verbessert werden. Die Insulinempfindlichkeit der Gewebe wird gesteigert. Dadurch sinkt der Insulinbedarf, und die basale, noch vorhandene Insulinsekretion reicht aus, um den Blutzuckerspiegel zu kontrollieren.

Basale Insulinsekretion nutzen

Außerdem sollte man durch eine sinnvolle Auswahl von Lebensmitteln mit einem niedrigen glykämischen Index und durch eine Verteilung der Kohlenhydrate auf mehrere kleine Mahlzeiten die basale verbliebene Insulinsekretion nutzen. Ziel ist ein kontinuierlicher, niedriger Einstrom von Glukose aus dem Verdauungstrakt in die Blutbahn.

Glukosidase-Inhibitoren Guar

Geeignete Mittel, um den Glukoseeinstrom aus dem Verdauungstrakt zu regulieren, sind Glukosidase-Inhibitoren oder der Ballaststoff Guar. Glukosidase-Inhibitoren verzögern den Abbau der Stärke zu Glukose, Guar verzögert die Resorption von Glukose.

Einstellung mit Diät und oralen Antidiabetika oder Insulin

Biguanide oder Sulfonamide

Wenn die oben beschriebene Einstellung mit Diät allein nicht erfolgreich ist, werden orale Antidiabetika bzw. Insulin angewendet. Bei Diabetikern vom Typ I wird versucht, die verbliebene Insulinsekretion mit Biguaniden oder Sulfonamiden zu stimulieren. Beim juvenilen Diabetes ist es nicht zu vermeiden, daß sich die Betroffenen Insulin injizieren. Bei Gesunden richtet sich die Höhe der Insulinsekretion im Rahmen eines Regelkreises (Homöostase) nach der Zufuhr von Kohlenhydraten und anderen Nahrungsbestandteilen.

Betazellen des Pankreas werden stimuliert Fremdinsulin

Bei Diabetikern stimuliert man mit oralen Antidiabetika die Betazellen des Pankreas und damit die Insulinsekretion ins Blut oder spritzt Fremdinsulin. An den resultierenden Insulinspiegel im Blut muß nun die Nahrungszufuhr angepaßt werden, damit der Blutzuckerspiegel im Normbereich bleibt.

Die Anzahl und Verteilung der Kohlenhydrate auf die

einzelnen Mahlzeiten hängt davon ab, welcher Art die Insulintherapie ist oder ob eine Insulinpumpe eingesetzt wird.

Nährstoffempfehlungen und Ernährungsumstellung

Übergewicht vermeiden!

Der beste Schutz vor Altersdiabetes ist Vermeiden von Übergewicht. Eine vernünftige Ernährung enthält wenig raffinierte Zucker, viele komplexe Kohlenhydrate und Nahrungsfasern aus Nahrungsmitteln wie Gemüsen, Früchten, Hülsenfrüchte und Vollkorngetreide. Die Nahrungsfasern verlangsamen die Zukkerabsorption und vermindern den Glukoseanstieg während den Mahlzeiten.

Vernünftige Ernährung

Tierische Fette vermeiden

Hochwertige Pflanzenöle

Tierische Fette sollten wenn möglich aus der Nahrung weggelassen werden. Wichtig sind hochwertige Pflanzenöle, welche reich an essentiellen Fettsäuren sind. Eine vegetarische Ernährungsform kann für Diabetiker sehr vorteilhaft sein.

Vitamin C

Vitamin E

Vitamin-B-Komplex

Chrom und Zink

Magnesium

Nachtkerzenöl

Die Vitamine C, E, B-Komplex, Chrom, Zink, Magnesium und Gamma-Linolensäure in Form von Nachtkerzenöl sind besonders zu empfehlen. Vitamin C kann helfen, den Blutzuckergehalt zu regulieren, kleine Blutgefäße zu stärken und somit auch das Herzinfarktrisiko zu vermindern. Vitamin E vermindert die Verklumpung von Blutplättchen und kann gleichzeitig die Blutfettwerte senken. Vitamin-B-Komplex ist positiv für die Nerven und verkleinert das Risiko einer Nierenschädigung. Chrom und Zink können helfen, den Blutzuckergehalt zu regulieren und dadurch gleichzeitig den Medikamenten und Insulinbedarf zu reduzieren. Magnesium verbessert die Kontrolle des Blutzuckergehalts und schützt gegen Erkrankungen der Herz- und Blutgefäße. Nachtkerzenöl vermindert Nervenschädigungen.

Zwölffingerdarmgeschwür

Vitamin A schützt

Vitamin A schützt vor Zwölffingerdarmgeschwüren (Duodenalulkus). Eine ausreichende Zufuhr von Vitamin A oder von Früchten und Gemüse verringert das Risiko für die Entstehung eines Duodenalulkus. Dies belegte eine Untersuchung von fast 48 000 männlichen Amerikanern, die über 6 Jahre durchgeführt wurde.

Nährstoffempfehlungen zur Vorbeugung und Verbesserung von Erkrankungen und Befindlichkeitsstörungen

Akne

Vitamin A als Betakarotin eingenommen ist ein wirksames Mittel gegen Akneausbrüche. Vitamin E verlangsamt den Abbau von Vitamin A. Bei Akneausbrüchen vor und während der Periode Vitamin B_6 bzw. Vitamin-B-Kombinationspräparat, hochdosiert einnehmen. Entzündliche Pusteln reagieren positiv auf Zink und Selen. Gamma-Linolensäure in Nachtkerzenöl baut Giftstoffe ab.

Allergie

Vitamin C, Vitamin-B-Komplex, Kalzium, Magnesium und Gamma-Linolensäure dämpfen Allergien. Vitamin C ist ein natürliches Antihistaminikum und unterstützt die Funktion der Immunzellen. Vitamin-B-Komplex reduziert die allergischen Symptome und bringt das Immunsystem ins Gleichgewicht. Kalzium reduziert allergische Reaktionen. Bereits ein geringer Magnesiummangel erhöht die Empfindlichkeit gegenüber Allergien. Gamma-Linolensäure reduziert Entzündungen und Blutstauungen.

Anämie (Blutarmut)

Ein Vitamin-B-Komplex mit Folsäure, Vitamin B_{12} und Vitamin B_6 sind für die Bildung von roten Blutkörperchen verantwortlich und können bei Unterversorgung eine Anämie verursachen. Zusätzlich Vitamin A als Betakarotin eingenommen verbessert die Fähigkeit des Körpers, die Eisendepots auszuschöpfen. Vitamin C vergrößert die Aufnahmefähigkeit des Körpers für Eisen, was für die Bildung roter Blutkörperchen benötigt wird. Um eine optimale Eisenversorgung zu gewährleisten, ist zusätzlich ein Multimineralpräparat mit Eisen zu empfehlen.

Anfälligkeit auf Blutergüsse

Vitamin C mit Bioflavonoiden sind positiv bei der Erhaltung der Blutgefäßwände. Zusätzlich Kupfer wegen der Verbesserung des Bindegewebes in den Wänden der Kapillaren und Lebensmittel, die gute Proteinlieferanten sind, z. B. Fisch.

Angst und nervliche Anspannung

Angst hat viele Ursachen, und nur einige davon haben etwas mit Ernährung zu tun. Dennoch gibt es wirksame Mittel zur Verbesserung der Gesamtsituation und zur Verminderung der Angst. Bewährt haben sich Vitamin B_1, B_3, B_6, Kalzium und Magnesium. Ein B_1-Mangel kann den Milchsäurespiegel im Körper erhöhen. Milchsäure kann bei anfälligen Menschen Angst auslösen. Vitamin B_3 hat muskelentspannende und leicht beruhigende Eigenschaften. Vitamin B_6 erhöht den Serotoninspiegel im Gehirn; Serotonin ist ein chemischer Botenstoff im Gehirn, der Angstzustände mit regelt. Kalzium und Magnesium können Angst, nervliche Anspannung und Reizbarkeit lindern.

Aphten

Dies sind kleine kraterförmige Geschwüre im Mund. Vitamin A, ein Vitamin-B-Komplex und Zink sind wirksame Nährstoffe zur Verbesserung von Gewebe im Mund.

Arthritis

Vitamin E lindert die Entzündung und den Schmerz. Selen verbessert die Gelenkbeweglichkeit, und Vitamin C kann die Bildung von beschädigtem Knorpelgewebe fördern. Dazu ein Multimineralpräparat zur Verbesserung von Knochen und Knorpelgewebe. Kupfer stimuliert das Enzym Superoxiddismutase, das Entzündungen und Schmerzen lindert. Dazu empfehle ich hochdosiert ein Enzympräparat.

Asthma

Asthma ist eine allergische Erkrankung, und aus diesem Grund ist Vitamin C als natürlicher Allergiesenker (Antihistaminikum) das Mittel der Wahl. Mindestens 3000 mg täglich senken oft die Häufigkeit und den Schweregrad der Asthmaanfälle. Dazu haben sich bewährt Vitamin B_6, Vitamin E, Vitamin-B-Komplex und Magnesium. Die Lungenfunktion wird verbessert, Entzündungen und Schweregrad der Anfälle gemindert. Gamma-Linolensäure als Nachtkerzenöl vermindert Entzündungen und Blutstauungen und bringt die Immunreaktionen wieder ins Gleichgewicht.

Augenpflege

Vitamin A als Betakarotin eingenommen hält die Netzhaut (Retina) gesund und funktionstüchtig. Ein Vitamin-B-Komplex kann die Augenlinse klar und durchsichtig halten. Speziell Thiamin (B_1) ist für die Erhaltung der Gesundheit des optischen Nervs (des Nervenstrangs, der das Auge mit dem Gehirn verbindet) wichtig. Dazu noch Vitamin C und Zink einnehmen. Gemeinsam mit Vitamin A erhält Zink die optimale Funktion der Netzhaut.

Bauchbeschwerden und Blähungen (Reizdarm)

Vitamin E und ein Vitamin-B-Komplex verbessern die Darmfunktion und vermindern die Symptome.

Bluthochdruck (Hypertonie)

Kalzium und Magnesium sind wichtig, da diese den Blutdruck senken können. Kalziummangel ist ein weit größerer Risikofaktor als eine salzreiche Ernährung. Nahrungsmittel mit viel natürlichem Kalzium (z. B. grünes Blattgemüse) essen.
Magnesium wirkt blutgefäßentspannend. Coenzym Q10 senkt einen zu hohen Blutdruck. Omega-3-Fettsäuren können helfen, den Blutdruck zu senken, zu den Fischölkapseln eventuell ein- bis zweimal wöchentlich Fisch essen.

Brusterkrankungen

Schwellungen, Knotenbildung und Empfindlichkeit in den Brüsten verschlimmern sich oft Tage vor der Menstruation. Vitaminkombinationen aus Vitamin A, Vitamin E, Vitamin-B-Komplex, Folsäure und Zink können Schwellungen und Empfindlichkeit mindern und Symptome zum Verschwinden bringen. Nachtkerzenöl vermindert wirksam Knotenbildung und Empfindlichkeit, besonders wenn diese vor der Menstruation auftreten. Bei bekannten Problemen empfehle ich zusätzlich hochdosiert Vitamin C und Selen, das vor Brustkrebs schützen können.

Candidiasis (Hefepilzerkrankungen)

Zur Stärkung des Immunssystems ist Vitamin C und ein Vitamin-B-Komplex zu empfehlen.

Entzündliche Darmerkrankungen (Colitis ulcerosa und Morbus Crohn)

Der Bedarf an B-Vitaminen steigt bei einer chronischen Darmentzündung sprunghaft an. Vitamin-B-Komplex Zink, Vitamin A und Vitamin E fördern zusätzlich den Heilungsprozeß. Omega-3-Fettsäuren vermindern den Umfang und die Heftigkeit der Entzündung und lindern die Symptome.

Depressionen

Geringfügige Mängel an Vitamin B_1, B_2, B_3, B_6 und Folsäure können Depressionen hervorrufen. Sie bauen Botenstoffe für die optimale Hirnfunktion auf. Zu einem Vitamin-B-Komplex nimmt man zusätzlich Vitamin C und Magnesium. Die Stimmung wird gehoben, und innere Unruhe verschwindet.

Diabetes

Vitamin C kann helfen, den Blutzuckergehalt zu regulieren, kleine Blutgefäße zu stärken und das Herzinfarktrisiko zu vermindern. Vitamin E vermindert die Verklumpung von Blutplättchen und kann die Blutfettwerte senken. Ein Vitamin-B-Komplex kann bei Diabetikern das Risiko einer Nierenschädigung verkleinern. Zusätzlich positiv sind Chrom, Zink und Magnesium. Chrom und Zink können den Insulinbedarf reduzieren, und Magnesium verbessert die Kontrolle des Blutzuckergehalts. Gamma-Linolensäure als Nachtkerzenöl vermindert Nervenschädigungen.

Erkältungen

Vitamin C und Zink sind die beiden Standardmittel. Vitamin C verkürzt die Dauer und Heftigkeit von Erkältungen, Zink hat neben seiner immunsteigernden Wirkung auch eine lokale Wirkung, z. B. bei Halsschmerzen. Vitamin A hält Hals- und Nasenschleimhäute gesund und vergrößert die Widerstandskraft gegen virale lnfekte.

Gallensteine

Vitamin E schützt vor der Bildung von Gallensteinen, besonders bei Menschen, die zu viel Fett essen. Die Symptome werden gemildert, und es kann sogar zur Auflösung kommen. Vitamin C vergrößert die Chance, daß sich Gallensteine bilden.

Gedächtnis- und Konzentrationsstörungen

Leichter Mangel an Vitamin B_{12}, B_1 und Folsäure ist bei älteren Menschen weit verbreitet und kann das Gedächtnis beeinträchtigen. Da ein Vitamin-B-Komplex von älteren Menschen oft schlecht aufgenommen werden kann, sind eventuell Injektionen zu empfehlen.
Für das Gehirn ist Vitamin C ein wichtiges Antioxidans, da es gleichzeitig die Durchblutung kleiner Blutgefäße im Gehirn unterstützt. Neben Antioxidanzien und einem Multimineralpräparat ist Lecithin unumgänglich. Lecithin ist ein Baustein für den Aufbau von Acetylcholin, dem für das Gedächtnis wichtigen Neurotransmitter im Gehirn.
Zusätzlich sind gezielte Untersuchungen auf Schwermetallbelastungen erforderlich.

Haar, ergrauendes

Vitamin-B-Komplex mit Pantothensäure ist wertvoll für die Gesundheit und das Wachstum des Haars. Pantothensäure ist besonders wichtig für die Erhaltung der Haarfarbe. Empfehlenswert ist ein Multimineralpräparat, da die Bildung von Haarpigmenten von einer ausreichenden Versorgung mit Kupfer und anderen Mineralien abhängt. Zu Nachtkerzenöl-Kapseln ist die Einnahme von 1–2 Eßlöffel kaltgepreßtem Sesam-, Leinsamen-, Mais- oder Distelöl zu empfehlen, um die Versorgung mit essentiellen Fettsäuren zu gewährleisten.

Haarausfall

Alle B-Vitamine (B-Komplex) sind wichtig für die Gesundheit und das Wachstum des Haars. Vitamin E verbessert die Durchblutung der Kopfhaut, hilft auch gegen Haarausfall nach Bestrahlung. Vitamin C verbessert die Haarstruktur.
Nachtkerzenöl verbessert die Haarstruktur und hilft gegen brüchiges Haar und Haarausfall, auch zur Vorbeugung.

Haut, trockene

Um die Haut von innen geschmeidig zu erhalten, ist auf 3 Dinge zu achten: ein gesunder Darm, eine vernünftige Ernährung und 2–3 Liter Flüssigkeit täglich. Um geschmeidig zu bleiben, braucht die Haut Feuchtigkeit. Die für unsere Haut wichtigsten Feuchtigkeitslieferanten sind unsere natürlichen Hautfette. Diese halten Wasser in der Haut zurück und bilden eine Barriere gegen große Wasserverluste. Vitamin E und Gamma-Linolensäure als Nachtkerzenöl eingenommen schützen die Hautfette und helfen, die natürlichen Feuchtigkeitsbarrieren zu unterstützen. Dazu ist eine hochwertige Feuchtigkeitscreme z. B. von der Firma Weleda zu empfehlen.

Hautalterung, Falten und Altersflecken, Hautpflege

Eine Antioxidanzienmischung schützt die Haut vor Oxidationsschäden, die unter anderem Faltenbildung und Altersflecken verursachen können. Wichtig für die Spannkraft der Haut sind die B-Vitamine. Gamma-Linolensäure als Nachtkerzenöl bewahrt die natürlichen Hautfette. Bei Sonnenallergie zusätzlich Betakarotin verwenden.

Hörschäden, Hörverlust und Tinnitus (Ohrgeräusche)

Die Sinneszellen im Ohr benötigen viel Vitamin A, sollte zusammen mit Vitamin E eingenommen werden. Dazu Vitamin C und Zink einnehmen, da Zinkmangel zu Tinnitus und Hörverlust führt.

Herpesinfektionen

Herpesinfektionen sind weit verbreitet. Das Virus kann über Jahre hinweg im Körper überleben, und bei Abwehrschwäche kommt es zum Ausbruch. Bläschen mit klarer Flüssigkeit sind von Hautrötung und Entzündung umgeben. Vitamin C vermindert Schweregrade und Häufigkeit der Ausbrüche; ist besonders wirksam zusammen mit Zink eingenommen. Zusätzlich Vitamin E, das die Schmerzen mildert und die Heilung beschleunigt.

Herz- und Gefäßerkrankungen

Ein Vitamin-B-Komplex mit Folsäure, Niacin, B_6 und B_{12} senkt den Homocysteinspiegel im Blut und bringt Blutlipide ins Gleichgewicht. Ähnliches macht Vitamin C. Vitamin E wirkt der Bildung von Blutgerinnseln entgegen, schützt Fett und Cholesterin vor Oxidationsschäden. Magnesium vermindert das Herzinfarktrisiko und die Gefahr vor Herzrhythmusstörungen und Blutgerinnseln in den Arterien. Coenzym Q10 vermindert die Anzahl von Brustschmerzanfällen (Angina pectoris) und verbessert die Herzfunktion bei Herzkranken. Omega-3-Fettsäuren vermindern ebenfalls die Anzahl von Angina-pectoris-Anfällen und verbessern die Herzfunktion. Sie normalisieren die Blutfette und wirken der Bildung von Blutgerinnseln entgegen.
Zu den Kapseln zusätzlich 2- bis 3mal die Woche Fisch essen.

Hyperaktivität

Patienten mit Hyperaktivität sind unfähig, sich über längere Zeit auf etwas zu konzentrieren. Besonders immer mehr Kinder leiden darunter. Vermut-

lich spielen Allergien auch hier eine große Rolle. Für Kinder, die einen niedrigen Serotoninspiegel im Blut haben, ist Vitamin B_6 besonders wertvoll. Ein B-Komplex-Präparat ist angezeigt, unter anderem wegen Thiamin (Vitamin B_1).
Da Kinder eine ausgewogene Versorgung mit allen essentiellen Mineralien und Spurenelementen für Konzentration und Lernfähigkeit brauchen, ist ein Multimineralpräparat wichtig. Kalzium hat eine beruhigende Wirkung und verbessert die Fähigkeit, sich über längere Zeit auf etwas zu konzentrieren. Omega-3- und Omega-6-Fettsäuren sind wichtig für die Entwicklung des Gehirns und die geistige Entfaltung. Die Ernährung sollte reichlich qualitativ hochstehendes Pflanzenöl und Fisch liefern.

Kopfschmerzen (Migräne)

Vitamin E kann bei regelmäßiger Einnahme die Häufigkeit und den Schweregrad der Migräne mindern. Besonders wirksam ist Vitamin B_6 bei Frauen, deren Migräne in Zusammenhang mit der Menstruation oder während der Schwangerschaft auftritt. Ein niedriger Magnesiumspiegel kann die Blutgefäße einengen und sogar Krämpfe auslösen. Bewährt haben sich auch Omega-3-Fettsäuren, auch sie können die Häufigkeit und den Schweregrad mindern.

Krampfadern

Krampfadern sind mit Sicherheit auch nahrungsabhängig, da sie in Ländern mit mehr naturbelassener Ernährung seltener vorkommen. Vitamin C, Vitamin E und Zink stärken Venenwände und Venenklappen und verbessern die Blutzirkulation. Gleichzeitig wird die Heilung der beschädigten Haut unterstützt.

Krebs

Krebs ist ein sehr umfangreiches Thema. Hier verweise ich auf mein Buch *Krebs naturheilkundlich begleiten.*
Wichtig sind die Nährstoffe Vitamin A, Vitamin C, ein Antioxidanzienpräparat sowie ein Vitamin-B-Komplex. Vitamin A reguliert das gesunde Wachstum und die Entwicklung der Zellen in Mund, Hals, Verdauungstrakt, Atemwegen und Haut. Es ist ein wirksames Antioxidans, das Zel-

len und DNS vor Oxidationsschäden schützen kann. Vitamin C ist ein starkes Antioxidans und sollte bei Krebs immer hochdosiert eingenommen werden. Auch Infusionen zeigen beste Wirkungen. Ein Vitamin-B-Komplex gewährleistet ein gesundes Wachstum und eine gesunde Entwicklung der Zellen, die die Atemwege und den Verdauungstrakt auskleiden, sowie der Zellen des Gebärmutterhalses. Kalzium senkt das Darmkrebsrisiko.

Muskelkrämpfe, Muskel-und Gelenkverletzungen

Vitamin E kann nächtliche Beinkrämpfe und Krämpfe nach Überanstrengung oder sportlicher Betätigung mildern. Vitamin-B-Komplex verbessert den zellulären Energiestoffwechsel in den Muskeln und reduziert die Bildung muskelschädigender Nebenprodukte, z.B. bei sportlicher Betätigung. Vitamin A beschleunigt die Gewebeheilung bei Zerrungen und Verstauchungen. Kalzium und Magnesium verbessern Nerven und Muskeln und tragen zur Entspannung bei. Vitamin C und Zink beschleunigen die Heilung der Muskeln und Gewebe.

Nagelpflege

Vitamin-B-Mangel führt zu brüchigen Nägeln. Vitamin C, Kalzium und ein Multmineralpräparat mit Zink und Eisen fördern gesunde und starke Nägel. Oft vergehen die weißen Flecke. Chronischer Eisenmangel verändert die Nägel.

Nierensteine

Vitamin B_6 und Magnesium sind die Mittel der Wahl. Vitamin B_6 wird für den Abbau von Oxalat benötigt und kann, wenn es sich um Oxalatsteine handelt, die Steinbildung mindern. Auch Magnesium geht mit Oxalat eine Verbindung ein und mindert so das Risiko der Steinbildung. Viel Wasser trinken und entsäuern.

Ohreninfektionen

Infektionen des Innerohrs kommt bei Kindern sehr häufig vor. Anhaltende Infektionen schädigen das Ohr. Während des kindlichen Wachstums erhöht der Aufbau des Innenohrs die Infektionsanfälligkeit. Durch Allergien, Nahrunsmittelallergien und schlechte Ernährung kann sich das Infektionsriskio erhöhen.
Ein Multivitaminpräparat, eventuell ein Mineralstoffpräparat sowie Vitamin C und Zink verbessern die Immunfunktion und wirken schleimhautabschwellend.

Operationen und Verletzungen

Vitamin C und Vitamin A als Betakarotin eingenommen unterstützen die Reparatur von Gewebe und beschleunigen die Wundheilung. Zusätzlich nimmt man Vitamin E, dies schützt vor der Oxidationsbelastung, die mit Gewebeverletzung einhergeht. Vitamin-B-Komplexe unterstützenden optimalen Stoffwechsel, und Zink wird bei der Proteinsynthese und für die Gewebereparatur benötigt.

Osteoporose

Die Knochen werden im Alter dünner und zerbrechlicher, was am Mineralstoffverlust liegt. Auch eine Zellübersäuerung kann hier eine Rolle spielen. Durch Vitamin D wird die Kalziumresorption erhöht, und die Knochendichte bleibt erhalten. Regelmäßige Sonnenbestrahlung hilft ebenfalls, die Vitamin-D-Gehalte aufrechtzuerhalten. Vitamin C wird für die Proteinsynthese in den Knochen benötigt, bereits ein geringfügiger Mangel kann zu einem Knochenverlust beitragen.
Kalzium und Magnesium sollten täglich eingenommen bzw. entsprechende Nahrungsmittel gegessen werden. Zusätzlich ist ein Mineralstoffpräparat zu empfehlen, da die Spurenelemente Magnesium, Kupfer und Zink für die Aufrechterhaltung der Knochen wichtig sind.

Parkinson-Krankheit

Die Erkrankung ist ein chronisches, nicht heilbares Hirnleiden. Antioxidanzien schützen vor Zellabbau. Vitamin C mildert die Symptome, insbesondere wenn es als Begleitmaßnahme zur Behandlung mit L-Dopa eingesetzt wird. Häufig finden wir bei dieser Erkrankung Mangel an Niacin, Folsäure und Vitamin B_6. Aus diesem Grund ein Vitamin-B-Komplex-Präparat einnehmen. Gamma-Linolensäure hat sich bewährt zur Verminderung des Zitterns.

Prämenstruelles Syndrom

Die am meisten verbreiteten Symptome im Bereich der Menstruation sind Reizbarkeit, nervliche Anspannung, Depression, Stimmungsschwankungen, Lust auf Süßes, empfindliche Brüste, Anstauungen von Wasser und Gewichtszunahme. Wirksame Präparate zur Verminderung der Symptome sind Vitamin B_6, Vitamin E, ein Multivitamin- oder Mineralstoffpräparat, Kalzium, Magnesium und Gamma-Linolensäure.

Prostatavergrößerung

Vitamin E und Zink können die Drüse verkleinern und Beschwerden lindern. Die Überaktivität bestimmter Prostaglandine (kleine, hormonähnliche Stoffe) in der Drüse kann eine Vergrößerung auslösen. Aus diesem Grund können Omega-6- und Omega-3-Fettsäuren die Drüse verkleinern und lästige Beschwerden beim Harnfluß lindern.

Schlafstörungen

Kalzium und Magnesium haben beruhigende Eigenschaften und können die Schlafqualität verbessern.

Schmerzen

Ein Vitamin-B-Komplex ist anzuraten. Vitamin B_1 unterdrückt die Impulsübertragung über die Nervenstränge und kann Schmerzen lindern, insbesondere erfolgreich bei chronischen Kopf- und Knochenschmerzen sowie bei Nervenschmerzen. Vitamin B_{12} hat bedeutende schmerzlindernde Eigenschaften und ist bei der Verminderung von Schmerzen in der Wirbelsäule und krebsbedingten Schmerzen wirksam. Vitamin B_6 verstärkt im Körper die Produktion von Serotonin, einem Neurotransmitter, der die Schmerzempfindung dämpft. Bei chronischen Muskelschmerzen und Muskelsteife ist Vitamin E besonders wirksam.

Schuppenbildung am Kopf

Auf Nahrungsmittel Wert legen, die viel Vitamin A und E enthalten. 1–2 Eßlöffel kaltgepreßtes Sesam-, Leinsamen-, Mais- oder Distelöl jeden Tag eingenommen versorgen die Kopfhaut mit essentiellen Fettsäuren. Vitamin A hilft, die Hauterneuerung und Schuppenbildung zu regulieren. Vitamin E verbessert die Durchblutung der Kopfhaut. Vitamin-B-Komplex hält die Kopfhaut gesund und kann Juckreiz und Schuppenbildung mildern. Ähnlich wirken Zink und Gamma-Linolensäure.

Sodbrennen

Vitamine A und E schützen die Magenschleimhaut und unterstützen die Heilung bei Entzündungen und Geschwüren. Auch Vitamin C beschleunigt die Heilung, sollte nicht als Pulver genommen werden.

Übergewicht

Eine Ernährungsumstellung ist unumgänglich. Als Nährstoffe haben sich Vitamin C, Chrom, ein Multivitamin-Mineral-Präparat und Coenzym Q10 bewährt. Vitamin C kann als Ergänzung einer kalorienarmen Diät die Gewichtsabnahme beschleunigen. Chrom reguliert den Zuckerstoffwechsel und senkt die Lust nach Süßigkeiten. Multivitamine und Minerale versorgen den Körper und beugen Mangelerscheinungen vor. Oft verfügen Übergewichtige über zuwenig Coenzym Q10. Es wird für die Fett verbrennung in den Zellen gebraucht. Auch Q10 kann als Ergänzung zu einer kalorienarmen Diät die Gewichtsabnahme unterstützen. Viel Trinken ist wichtig, am besten 3 Liter stilles Wasser täglich.

Unfruchtbarkeit

Für Unfruchtbarkeit gibt es viele Ursachen, einige können mit der Ernährung zusammenhängen. Besonders für Frauen gelten folgende Nährstoffe: Vitamin B_6 gleicht die Hormonspiegel aus und verbessert die

Fruchtbarkeit. Ähnliche Wirkungen haben Vitamin E, ein Vitamin-B-Komplex und Zink. Unfruchtbarkeit kann auch seelische Ursachen haben. Ein Hypnosetherapie ist empfehlenswert.
Für Männer ist die Nährstoffempfehlung Vitamin C, Zink, ein Multimineralpräparat und Gamma-Linolensäure. Vitamin C vermindert die abnormale Bildung von Spermaklumpen und verbessert die Beweglichkeit der Samenzellen. Unentbehlich bei der Bildung von Samenzellen und bei der Testosteronsynthese ist Zink. Es kann die Anzahl der Samenzellen und den Testosteronspiegel erhöhen. Sperma ist reich an Abkömmlingen der Gamma-Linolensäure. Auch Nachtkerzenöl kann die Anzahl der Samenzellen erhöhen.

Wechseljahre

Meist Ende 40 wird die Bildung von Östrogen verlangsamt, und die Eisprünge werden seltener, die Monatsblutungen hören auf. Viele Frauen haben während dieser Umstellungszeit Symptome wie Hitzewallungen, Kopfschmerzen, Erschöpfung, Reizungen der Scheide, Stimmungsschwankungen und Depressionen.
Der veränderte Ostrogengehalt kann Cholesterinwerte verändern und Osteoporose fördern. Eine Ernährungsumstellung und zusätzliche Nährstoffe unterstützen wertvoll die Gesundheit. Vitamin E kann Hitzewallungen, Erschöpfung und Reizungen in der Scheide bedeutend mildern. Desgleichen Vitamin C, was zusätzlich noch die Blutfette ins Gleichgewicht bringen kann. Ein Vitamin-B-Komplex hilft der Leber und gleicht Hormonschwankungen aus. Vitamin D, Kalzium und Magnesium helfen Knochen zu erhalten und vermindern die Reizbarkeit und Stimmungsschwankungen. Gamma-Linolensäure rundet das Bild ab und hilft wirksam, die Symptome zu lindern. Eine weitere Empfehlung sind Schwingungstherapien in Verbindung mit Urin-Ozon-Injektonen.

Zahnfleischblutungen, Zahnfleischentzündungen und Parodontose

Vitamin C hilft, das Zahnfleisch und das peridontale Ligament zu reparieren. Darüber hinaus regt es das Immunsystem dazu an, Zahnfleischinfektionen zu bekämpfen. Vitamin D kann den Knochen, in dem die Zähne verankert sind, stärken und bei dessen Wiederaufbau helfen. Bei Parodontose sinken die Q10-Werte im Zahnfleisch und in den weißen

Blutkörperchen. Q10 beschleunigt den Heilungsprozeß und vermindert Zahnfleischbluten. Bei wiederholten Entzündungen durch einen naturheilkundlich orientierten Zahnarzt unbedingt Messungen wegen Metallunverträglichkeiten, Organbelastungen usw. durchführen lassen.

Zellulitis

Zellulitis tritt auf, wenn elastisches Bindegewebe nachgibt und zerfällt, was zur Folge hat, daß die Fettzellen Klumpen bilden. Dadurch entstehen unregelmäßige Grübchen und Ausbuchtungen in der Haut und dem darunterliegenden Gewebe. Zellulitis beeinträchtigt die Zirkulation der Flüssigkeit zwischen den Zellen, und die Ansammlung kleiner Mengen dieser Flüssigkeit trägt zum Erscheinungsbild der sogenannten Orangenhaut bei. Ein normales Gewicht ist wichtig, um die Fettpolster nicht zu vergrößern. Vitamin C hält das Bindegwebe und das elastische Gewebe in und unter der Haut aktiv und verbessert die Zirkulation von Blut und interzellulärer Flüssigkeit. Das gleiche macht Vitamin E. Kupfer und Zink halten das Bindegwebe und das elastische Gewebe in und unter der Haut aktiv und funktionstüchtig. Aus diesem Grund ein Multimineralpräparat einnehmen.

Die wichtigsten Burgerstein-Switamin-Präparate

Switamin 50 Plus the best (Burgerstein Geriatrikum), Mineralstoffkombination für reifere Menschen ab 50.

Switamin AntiOx (Burgerstein Anti-Ox/De-Tox), Antioxidanzienmischung zur Bekämpfung freier Radikaler.

Switamin Cela (Burgerstein Multivitamin-Mineral CELA), Vollversorgung für die ganze Familie.

Switamin LivDeTox (Burgerstein S), Kombination zur Blutreinigung und Leberschutz.

Switamin Femfit (Burgerstein Multivitamin), Vollversorgung speziell für die weiblichen Bedürfnisse.

Switamin Advanced Multimineral (Burgerstein Multimineral), Mineralstoffkombination für die ganze Familie.

Switamin BioSelenum (Burgerstein Nutrexhefe), Selen als Einzelpräparat und Spurenelement unter anderem zur Krebsprävention.

Switamin CellActive Magnesium (Burgerstein Magnesiumorotat), Magnesiumpräparat in bester Darreichungsform.

Switamin EPA Marine Lipid Concentrate (Burgerstein EPA), Omega-3-Fischölkapsel.

Switamin EPO Pure Evening Primrose Oil (Burgerstein EPO), Omega-6-Nachtkerzenöl-Präparat.

Switamin Lecithin (Burgerstein Lezithin-Kapseln), stärkt Konzentration.

Switamin Natural BetaCarotenoids15 (Burgerstein Beta Carotin 15 mg), Betakarotinpräparat zur Vitamin-A-Versorgung.

Switamin Natural VitC 1000 Time release (Burgerstein Vitamin C), hochdosierte Vitamin-C-Kombination.

Switamin Natural VitC Komplex (Burgerstein Vitamin C-Complex), natürliches Vitamin-C-Präparat.

Switamin Natural Vit E 400 (Burgerstein Vitamin E 400 I.E.), Vitamin-E-Einzelpräparat – Kraft aus reinen Pflanzenölen.

Switamin NaturCal (Burgerstein Dolomit), Kalzium und Magnesium im richtigen Verhältnis.

Switamin PerformancePlus ABC (Burgerstein Multivitamin-Mineral ABC 25), bei erhöhten psychischen Leistungen.

Switamin Q10 (Burgerstein Q10), als Einzeimittel, natürliche Energie.

Switamin SportPro B 75 (Burgerstein Multivitamin-Mineral B75), bei hohen sportlichen Leistungen.

Switamin SuperRich Yeast (Burgerstein Primärhefe, Tabletten), natürliche komplette Nahrungsergänzung.

Switamin Vitamin B 100 (Burgerstein Vitamin B_6 100 mg), hochdosiertes B_6-Einzelmittel.

Switamin VitB Complex 5 + C (Burgerstein Vitamin-B-Komplex), Vitamin-B-Komplex-Präparat mit Vitamin C.

Switamin VitB Complex 50 (Burgerstein Vitamin-B-Komplex B50), hochdosierte Vitamin-B-Komplex-Mischung.

Switamin ZinChelate (Burgerstein Zinktabletten 15 mg), Zink als Einzelmittel zur Erhöhung der Widerstandskraft.

Burgerstein-Präparate sind in der Schweiz, Switamin-Präparate in Deutschland erhältlich.

Die Grundbausteine einer gesunden Ernährung

Welche Inhaltsstoffe der Nahrung sind wichtig und therapeutisch wirksam?

Fette

Auch die Fette gehören zu den Grundbausteinen in unserer Ernährung. Man kann die Fettsäuren nach

Ungesättigte Fettsäuren

ihrer chemischen Struktur grob in gesättigte und ungesättigte Fettsäuren unterteilen. Zu einer gesunden Ernährung sind besonders die ungesättigten Fettsäuren und ein ausgewogenes Verhältnis von gesättigten und ungesättigten Fettsäuren wichtig.

Die ungesättigten Fettsäuren können vom Körper

Müssen mit der Nahrung aufgenommen werden

nicht selbst synthetisiert werden und müssen daher mit der Nahrung aufgenommen werden. Solche Substanzen bezeichnet man als essentiell. Die Omega-

Omega-3-Fettsäuren

3-Fettsäuren gehören hierher. Ungesättigte Fettsäuren sind wichtig für die Funktion von Nervenzellen. Während tierische Fette mit Ausnahme von Fischölen in erster Linie aus gesättigten Fetten bestehen,

Pflanzenfette

enthalten Pflanzenfette einen höheren Anteil an ungesättigten Fettsäuren.

Man kann das einfach erkennen: Fette, die einen hohen Anteil an gesättigten Fettsäuren aufweisen, sind im Kühlschrank fest. Dies gilt für tierische Fette wie Butter und Schmalz. Pflanzliche Fette enthalten mehr ungesättigte Fettsäuren und sind bei einer gleichen

Öle

Temperatur flüssig, man nennt sie daher auch Öl, z. B. Olivenöl, Sonnenblumenöl usw.

Die biologische Bedeutung der Fette im Körper

Fette sind der Hauptenergielieferant des menschlichen Organismus. Außerdem bilden die meist unerwünschten Fettdepots eine wichtige Energiereserve. Verglichen mit Proteinen und Kohlenhydraten sind sie jedoch doppelt so energie- also kalorienhaltig. 1 g Fett liefert 9 kcal (37,7 kJ).

Hauptenergielieferant des Organismus

Fette sind ein wichtiger Bestandteil der Zellmembranen. Außerdem sind Fette wichtig zur Prostaglandinsynthese. Ferner dienen sie im Unterhautfettgewebe als Isolierschicht und somit als Wärmeschutz. Man denke zum Beispiel an Robben und andere Tiere, die in kalten Regionen leben. Bestimmte fettartige Verbindungen in der Unterhautschicht halten die Haut glatt und geschmeidig und absorbieren Wasser aus der Luft, um so eine Austrocknung der Haut zu verhindern. Ferner bilden Fette ein Polster und damit Schutz für innere Organe, z. B. für Nieren und Augen.

Wichtiger Bestandteil der Zellmembranen

Weitere Funktionen

Die Nahrungsfette enthalten außerdem Vitamine. Damit die fettlöslichen Vitamine vom Körper aufgenommen werden können, sind Fette wichtig, die die Vitamine auch vor Oxidation schützen. Nicht zuletzt dienen Fette als Geschmacksträger und verlängern das Sättigungsgefühl.

Vitamine

Obwohl die obigen Ausführungen die enorme Bedeutung der Fette belegen, wird heutzutage zuviel Fett aufgenommen. Ein zu hoher Fettkonsum ist Risikofaktor für Herzinfarkt, Schlaganfall, Diabetes, Krebs u. a. Krankheiten. Ein hoher Konsum von Fetten allgemein und gesättigten Fetten insbesondere erhöht das Risiko für Prostata- und Dickdarmkrebs. Außerdem ist ein hoher Fettkonsum ein Risikofaktor für Arteriosklerose (siehe dort). Arteriosklerose führt zu Gefäßerkrankungen wie Herzinfarkt und Schlaganfall.

Zu hoher Fettkonsum

Folgen

Die ungesättigten Fette und besonders die mehrfach ungesättigten Fette sind sehr empfindlich gegenüber Sauerstoff. Dieser oxidiert die Fettsäuren, es entste-

Empfindlich gegenüber Sauerstoff

hen giftige Peroxide. Diese Stoffe kann man zur Gruppe der gefährlichen freien Radikale rechnen. Sie verursachen eine ganze Reihe von gefährlichen Krankheiten (siehe Seite 219).

Lipidperoxidation

Erkennbar ist die Lipidperoxidation daran, daß das Fett ranzig riecht und seine Beschaffenheit verändert, es wird trübe und bräunlich. Es ist also sehr wichtig, Sonnenblumenöl und andere Öle möglichst

Lagerung

kühl und dunkel zu lagern und vor Luft (Sauerstoff) und Licht zu schützen. Außerdem ist es auch emp-

Kaltgepreßte Öle

fehlenswert, kaltgepreßte Öle zu verwenden. Denn wenn die Öle bei der Herstellung erwärmt werden, schadet dies ebenfalls, da es dadurch auch zur Oxidation kommt. Zum Braten und Dünsten sollte man

Olivenöl

nur das etwas stabilere Olivenöl benutzen. Empfehlenswert ist auch ein spezielles Brat- und Fritieröl von der Firma Egle. Öle mit einem hohen Gehalt an mehrfach ungesättigten Fettsäuren dürfen nicht erhitzt werden. Diese sollte man also nur für Salatsoßen verwenden und nicht zum Braten und Backen.

Um die Fette vor der Oxidation zu schützen, setzt man ihnen das antioxidative Vitamin E zu. Eine andere Methode ist die Fetthärtung. Lebensmittel mit gehärteten Fetten sollte man möglichst meiden.

Ernährungsempfehlungen

Linol- und Linolensäure

Die essentiellen Fettsäuren Linolsäure und Linolensäure kann der Körper nicht selbst herstellen. Wir sind daher darauf angewiesen, diese Fettsäuren mit der Nahrung aufzunehmen.

Symptome eines Mangels an essentiellen Fettsäuren

Verzögerte Wundheilung, erhöhte Infektanfälligkeit, gestörte Wasserbilanz, Sterilität, Minderwuchs, veränderte Organgewichte, Hautschäden, Nierenschäden.

Zusammenfassung

- Fettgehalt auf 20–25 % der Kalorienzufuhr reduzieren.
- Zur Gewichtsreduktion Fettzufuhr noch weiter verringern.
- Gesättigte Fette und gehärtete Fette zugunsten von kaltgepreßten Ölen verringern.
- Olivenöl zum Braten, Dünsten und Backen verwenden.
- Distel-, Sonnenblumen- und Maisöl für Salate und kalte Speisen verwenden.

Cholesterin

Wichtiger Bestandteil der Zellmembranen

In tierischen Nahrungsmitteln enthalten

Ein mit den Fetten verwandter Stoff ist Cholesterin. Es ist ein wichtiger Bestandteil der Zellmembranen, Vorläufer von vielen Hormonen und auch von Vitamin D. Es ist reichlich in tierischen Nahrungsmitteln enthalten, pflanzliche Nahrungsmittel enthalten kein Cholesterin. An sich braucht man auch keines zu sich zu nehmen, da es in der Leber synthetisiert wird.

Risikofaktor für Arteriosklerose

Die in den westlichen Industrienationen verbreitete Ernährung besteht aus einem hohen Anteil von tierischen Lebensmitteln und ist daher zu cholesterinreich. Ein hoher Cholesterinspiegel ist jedoch ein Risikofaktor für Arteriosklerose und damit für Herzinfarkt und Schlaganfall.

Die Empfindlichkeit für Cholesterin ist individuell verschieden und scheint genetisch bedingt zu sein. Es gibt Menschen, die einen sehr hohen Cholesterinspiegel aufweisen, obwohl sie nur sehr wenig über die Nahrung zu sich nehmen. Etwa ein Drittel der Erwachsenen ist betroffen. Wenn man viel Cholesterin mit der Nahrung zu sich nimmt, wirkt sich das auf den Cholesterinspiegel im Blut aus.

Nahrungsmittel, die viel Cholesterin enthalten

Nahrungsmittel	Cholesterin (mg/100 g)
Hühnereier	400
Rinderleber	250
Butter	240
Hartkäse	100
Schlagsahne, 30% Fett	100
Wurst	100
Putenfleisch	75
Muskelfleisch (Rind/Schwein)	70
Vollmilch	12

Art und Menge der aufgenommenen Fette

Nicht der Cholesterinspiegel in der Nahrung ist verantwortlich für einen hohen Cholesterinspiegel, sondern Art und Menge der aufgenommenen Fette insgesamt. Wenn man Fette mit einem hohen Anteil von langkettigen, gesättigten Fettsäuren aufnimmt, steigt der Cholesterinspiegel. Viele mehrfach ungesättigte Fettsäuren in der Nahrung senken den Cholesterinspiegel.

Nahrungsempfehlung

Aus diesem Grund sollte man weniger Eier, Käse, Butter und rotes Fleisch verzehren und mehr Gemüse, Obst, Vollkornprodukte und magere Fleischsorten essen.
Auch mit viel Bewegung kann man seinen Cholesterinspiegel senken.

Fischölkapseln

Neben einer Ernährungsumstellung sind Fischölkapseln hochdosiert eingenommen, z.B. EPA-Kapseln von der Firma Burgerstein/Switamin das Mittel der Wahl; zusätzlich Mittel zur Anregung von Leber- und Gallestoffwechsel, z.B. Hevert Gall S Saft, Horvi Nukleozym comp. 13 oder PaMo hepan.

Kohlenhydrate

Den Kohlenhydraten kommt in der Ernährung des Menschen die größte Bedeutung zu. Dies hat verschiedene Gründe.

Kohlenhydrate sind in der Natur sehr weit verbreitet und lassen sich durch einfach anzubauende Nutzpflanzen leicht produzieren (Getreide, Kartoffeln, Gemüse und Obst). In Enwicklungsländern wird bis zu 80% des Energiebedarfs durch Kohlenhydrate gedeckt, in Industrieländern jedoch nur zu 40–50% der Gesamtenergieaufnahme. Beide Extreme sind aus ernährungsphysiologischer Sicht nicht zu empfehlen.

In der Natur sehr weit verbreitet

Die Lagerung von kohlenhydratreichen Nahrungsmitteln ist vergleichweise einfach. Sie sind längere Zeit lagerfähig. Der Qualitätsverlust ist vergleichsweise gering im Gegensatz zum Beispiel zu proteinreichen Nahrungsmitteln.

Einfache Lagerung

Ein sehr wichtiger Vorteil der Kohlenhydrate ist, daß sie für den menschlichen Stoffwechsel leicht verwertbar sind.

Leicht verwertbar

Wie der Name schon andeutet, bestehen Kohlenhydrate aus den Atomen Kohlenstoff, Wasserstoff und Sauerstoff. Einfache Kohlenhydrate bestehen aus einer Kette von C-Atomen, wobei an jedes C-Atom 2 Wasserstoffatome iund 1 Sauerstoffatom angelagert sind. Da hier also Wasserstoff und Sauerstoff im gleichen Verhältnis vorkommen wie im Wasser, nannte man diese Stoffe Kohlenhydrate.

Man unterteilt die Kohlenhydrate in Monosaccharide, wie z.B. Pentosen (z.B. in der Erbsubstanz DNS enthalten) oder Hexosen, Disaccharide, Oligosaccharide, Polysaccharide (Stärke, Glykogen, Zellulose) und Heteropolysaccharide. Im Körper werden alle Kohlenhydrate in das Monosaccharid Glukose zerlegt. Diese wird dann zu anderen Substanzen umgewandelt oder als Energielieferant genutzt.

Unterteilung

Glukose

Die Stärke ist das wichtigste Kohlenhydrat in unserer Nahrung. Es dient Pflanzen als Energiespeicher und ist daher in großen Mengen in Getreide und Kartoffeln enthalten.

Stärke

Ernährungsphysiologische Bedeutung der Kohlenhydrate

Glukose als Energiequelle

Glukose kann von fast allen Zellen des Körpers als Energiequelle genutzt werden. Gehirnzellen, rote Blutkörperchen und das Nierenmark sind ausschließlich auf Glukose als Energiequelle angewiesen.

Halten Wasser- und Elektrolythaushalt aufrecht

Kohlenhydrate halten den Wasser- und Elektrolythaushalt in Ordnung. Durch Kohlenhydrate können außerdem Proteine für wichtige Aufgaben eingespart werden. Dies ist besonders bei einem Nahrungsmangel von Bedeutung.

Reservesubstanz

Ferner dienen Kohlenhydrate als Reservesubstanz und als Energiespeicher für schlechte Zeiten. Bei Pflanzen ist Stärke das Reservekohlenhydrat, bei Mensch und Tier ist es Glykogen.

Bestandteile von Blutgruppen-substanzen

Außerdem sind Kohlenhydrate Bestandteile von Blutgruppensubstanzen, Schleimstoffen und Heparin. Sie sind u. a. beteiligt an der Beeinflussung der Blutgerinnung und für eine geregelte Tätigkeit des Immunsystems von Bedeutung. Ferner sind sie in Knochen und Bindegewebe enthalten und üben wichtige Schutzfunktionen aus.

Bedarf und empfohlene Aufnahme

Trend der Ernährung

Ein Trend unserer heutigen Ernährungsweise besteht darin, stärkehaltige Nahrungsmittel durch Nahrungsmittel aus Einfachzuckern oder hochausgemahlenem Getreide zu ersetzen. Statt zum Apfel greift man zu Süßigkeiten, statt Vollkornprodukten werden Weißmehlprodukte gegessen. Dies hat eine Reihe von schädlichen Folgen für unsere Gesundheit.

Einfachzucker aus Süßigkeiten werden sehr schnell vom Körper aufgenommen und stehen dem Organismus in kurzer Zeit zur Verfügung. Süßigkeiten werden leicht verdaut, und schon steigt der Blutzuckerspiegel. Allerdings führt der plötzliche Anstieg des Blutzuckerspiegels zu einer regulatorischen Ausschüttung von Insulin. Dieses Hormon hat die Aufgabe, den Blutzuckerspiegel wieder zu senken. Durch Einfachzucker kommt es zu einem abwechselnden Anstieg und Abfall des Blutzuckerwerts. Hohe Blutzukkerwerte sind schädlich, der niedrige Blutzuckerwert führt zu Antriebsarmut und Depressionen. Komplexe Kohlenhydrate, wie sie Kartoffeln und unser Frühstücksmüsli enthalten, werden vom Körper langsamer aufgespalten. Dadurch kommt es zu einer langsamen, aber gleichmäßigen Abgabe von Einfachzuckern ins Blut. Der gleichmäßige Zuckerspiegel löst keine drastische Insulinabgabe aus und steht dem Körper daher längere Zeit zur Verfügung.

Komplexe Kohlenhydrate

Ein weiteres Problem ist das Nährstoffungleichgewicht bei den Einfachzuckern und den Weißmehlprodukten. Während das Vollkornmehl abgesehen von der Stärke noch zahlreiche andere Nährstoffe in der äußersten Schicht enthält, besteht das Weißmehl fast nur noch aus Stärke.

Nährstoffungleichgewicht

Ähnlich verhält es sich mit dem Haushaltszucker im Vergleich zum Beispiel mit einem Apfel. Der Apfel enthält nebem dem Zucker noch eine Vielzahl von Vitaminen, Mineralstoffen und anderen Nährstoffen. Bei der Verdauung der Zucker sind nun aber bestimmte Vitamine notwendig. Wenn diese dem Körper mit dem Zucker nicht mitgeliefert werden, müssen die Reserven angegriffen werden. Die leeren Kalorien des Zuckers sind »Vitaminkiller«. Ein zu hoher Zuckerkonsum führt so zu einem Verlust von wichtigen Nährstoffen und erhöht darüber hinaus das Risiko für Übergewicht, Karies, Arthrose, Herz- und Kreislauferkrankungen, Asthma und schwächt das Immunsystem.

Haushaltszucker

Leere Kalorien

Ballaststoffe

Bei den Ballaststoffen handelt es sich um Kohlenhydrate, die im Dünndarm des Menschen nicht durch Enzyme abgebaut werden können und somit unverändert in den Dickdarm gelangen.

Gelangen unverdaut in den Dickdarm

Hätte man die positiven Wirkungen auf die Gesund-

heit, für die Krankheitsvorsorge und das Wohlbefinden schon länger gekannt, hätte man sicher einen anderen Namen gewählt, denn die Ballaststoffe sind keineswegs unnötiger Ballast.
Durch eine Untersuchung an 44 000 Männern hat man festgestellt, daß durch einen vermehrten Konsum an Ballaststoffen das Risiko für koronare Herzkrankheiten um 35 % gesunken ist.

Krankheiten, vor denen ein hoher Ballaststoffverzehr schützt

- *Erkrankungen des Verdauungstrakts:* Verstopfung, Blinddarmentzündung (Appendizitis), Divertikulose, irritables Kolon, Hämorrhoiden, Colitis ulcerosa, Morbus Crohn, Dickdarmpolypen und -karzinom, Hiatushernie, Cholesteringallensteine und Zahnkaries.
- *Erkrankungen des Stoffwechsels und des Gefäßsystems:* Fettsucht, Bluthochdruck (essentielle Hypertonie), Diabetes mellitus, Herzinfarkt, periphere und zerebrale Durchblutungsstörungen, Krampfaderleiden (Varikosis), Venenthrombose, Eklampsie, Nierensteine, senile Osteoporose.
- *Erkrankungen endokriner Drüsen:* Thyreotoxikose, Myxödem.
- *Autoimmunerkrankungen:* rheumatische Erkrankungen, multiple Sklerose, perniziöse Anämie.

Studien von Burkitt und Towell

Die Studien der Engländer Burkitt und Towell in den 70er Jahren änderten den ernährungswissenschaftlichen Blickwinkel auf die Ballaststoffe völlig. Sie fanden folgenden Zusammenhang heraus: Je geringer die Menge der gegessenen Ballaststoffe, desto häufiger war das Auftreten von Zivilisationskrankheiten zu beobachten. Warum das so ist, läßt sich bei näherer Betrachtung des Darms erklären.

Oberfläche des Darms

Dadurch, daß unser Darm eine Länge von etwa 12 Metern hat und innen völlig mit Darmzotten ausgekleidet ist, hat er eine Oberfläche von gut 200 m^2. Auf dieser Oberfläche leben unsere Darmbakterien dicht an dicht in Symbiose mit uns. Unsere Aufgabe in dieser Symbiose ist es, sie zu ernähren, dafür pflegen und schützen die Darmbakterien uns, indem sie die erste und wichtigste Bastion in unserem Körper gegen krankmachende Bakterien und Viren sind. Weiterhin sind sie in der Lage, manche Stoffwechselprodukte so umzubauen, daß sie eine uns schützende Wirkung haben – bis hin zu krebsverhindernden Stoffen.

Darmbakterien

Darmbakterien stellen Vitamin K her, das wichtig bei der Blutgerinnung ist. Auch produzieren sie Folsäure und einige lebenswichtige Aminosäuren für uns. Wie vielfältig ihre Aufgaben sind, läßt sich allein schon daraus ablesen, daß es 400–500 verschiedene Arten physiologischer Darmbakterien gibt. Und sie alle leben von den gegessenen Ballaststoffen, die nur für den menschlichen Körper unverdaulich sind.

Vitamin K

> Die ballaststoffreiche Ernährung gilt heute als eine wirksame Vorsorge und auch als Therapie bei bestimmten Krankheiten, die alle durch die modernen Lebensumstände auftreten. Wir sitzen zu viel, wir bewegen uns zu wenig, essen zu fett, zu zuckerreich und eben ballaststoffarm.

Der Einfluß der Ballaststoffe auf den Verdauungstrakt beruht zum einen darauf, daß sie unverändert in den Dickdarm gelangen. Erst hier werden die löslichen Ballaststoffe von den Darmbakterien umgesetzt. Dadurch wird der Stuhl weicher und voluminöser. Die unlöslichen Ballaststoffe bewirken zudem einen weiteren Fülleffekt, der insgesamt den Darm zur Tätigkeit aufruft.

Beschaffenheit des Stuhls

Durch ein hohes Stuhlgewicht und eine große Füllmenge wird die Nahrungspassage durch den Darmtrakt verkürzt. Dadurch haben krebserregende Stoffe weniger Zeit, ihren schädlichen Einfluß auszuüben, und das Risiko für die Entstehung von Dickdarmkrebs wird verringert. Außerdem werden Verstopfungen vermieden. So läßt sich die Entstehung von Hämorrhoiden verhindern.

Nahrungspassage durch den Darm wird verkürzt

Verstopfungen werden vermieden

Aus weiteren Studien ist zudem bekannt, daß ein hoher Ballaststoffverzehr mit einem geringen Risiko zur Entstehung von Divertikeln einhergeht.

Einfluß auf den Stoffwechsel

Die löslichen Ballaststoffe nehmen auch Einfluß auf unseren Stoffwechsel, ohne vom Körper aufgenommen zu werden. Sie sorgen dafür, daß die mitgegessenen Nahrungsbestandteile, wie Zucker, Fett oder auch Cholesterin, nur langsam aus dem Darm in den Blutkreislauf gelangen. Dies hat, wie in dem Kapitel über Kohlenhydrate schon beschrieben, günstige Wirkungen auf den Blutzuckerspiegel.

Proteine und Aminosäuren

Komplexe, hochmolekulare, organische Substanzen

Proteine sind komplexe, hochmolekulare, organische Substanzen, die neben den Kohlenhydraten und Fetten zu den Grundbausteinen unserer Ernährung gehören. Proteine bestehen aus Aminosäuren. Sie kommen sowohl in tierischen als auch pflanzlichen Lebensmitteln vor.

Zusammensetzung

Abgesehen von den Aminosäuren enthalten Proteine noch Kohlenhydrate, Fette, Mineralstoffe usw. Sie sind aus den Molekülen Kohlenstoff, Wasserstoff, Sauerstoff und Stickstoff zusammengesetzt. Stickstoff macht 16% der Trockensubstanz aus. Darüber hinaus enthalten die einzelnen Proteine noch ganz spezifische Einzelkomponenten, wie Mineralstoffe und Spurenelemente. Das für den Sauerstofftransport im Blut verantwortliche Hämoglobin enthält zum Beispiel Eisen.

Struktur

Die Struktur der Proteine ist durch ihre Aminosäuresequenz, also durch die Reihenfolge der einzelnen Aminosäuren vorgegeben.

Biologische Bedeutung

Dienen nicht der Energiegewinnung

Im Gegensatz zu Kohlenhydraten und Fetten werden Proteine nicht zur Energiegewinnung herangezogen.

Sie sind zu wertwoll, da ihre Aufnahme nur 10–20 % der Gesamt-Kalorienaufnahme beträgt.

Hauptaufgabe der Nahrungsproteine

Die Hauptaufgabe der Nahrungsproteine besteht im Aufbau und der Erneuerung von körpereigenen Proteinen. Jede Zelle des menschlichen Körpers besteht etwa zur Hälfte aus Proteinen. Muskeln, Bindegewebe, Haut und Haar bestehen aus Proteinen. Auch die Zellmembranen sind zu einem großen Teil aus Proteinen aufgebaut. Die Antikörper, wichtige Bestandteile des Immunsystems, bestehen ebenfalls aus Proteinen. Hormone und die 1000 verschiedenen Enzyme der Zelle sind ebenfalls aus Proteinen aufgebaut. Bei einer unzureichenden Versorgung mit den essentiellen Aminosäuren, aus denen die körpereigenen Proteine dann wieder aufgebaut werden, kommt es zu einer Vielzahl von Stoffwechselstörungen und Krankheiten.

Aminosäuren

Proteine bestehen aus langen Aminosäureketten

Die Proteine bestehen aus langen Aminosäureketten von bis zu einigen tausend Aminosäuren. Bei der Verdauung werden die Proteine in die einzelnen Bestandteile, in die Aminosäuren zerlegt. Diese werden dann aus dem Darm in die Blutbahn aufgenommen und schließlich zu körpereigenen Proteinen zusammengesetzt.

Wichtige Aminosäuren

Normalerweise kommen 20 verschiedene Aminosäuren im menschlichen Körper vor:

> Glycin, Alanin, Valin, Leucin, Isoleucin, Serin, Threonin, Asparaginsäure, Glutaminsäure, Lysin, Ornithin, Arginin, Cystein, Methionin, Histidin, Phenylalanin, Tyrosin, Tryptophan, Prolin, Hydroxyprolin.

Einige der Aminosäuren können vom Körper nicht selbst hergestellt werden, sie müssen mit der Nahrung aufgenommen werden. Man bezeichnet sie daher als *essentielle Aminosäuren*.

Essentielle Aminosäuren

Die folgenden Aminosäuren sind essentiell:

> Isoleucin, Leucin, Lysin, Methionin, Phenylalanin, Threonin, Tryptophan, Valin.

Semiessentielle Aminosäuren

Als *semiessentiell* bezeichnet man Arginin und Histidin, welches nur für den Säugling essentiell ist.

Aminosäuren können nicht ersetzt werden

Selbst wenn nur eine dieser Aminosäuren fehlt, kann der Körper sie nicht durch eine andere ersetzen, und es kommt zu einer Mangelernährung.

Aminosäuren bestimmen die Qualität der Lebensmittel

Die Anzahl und Zusammensetzung der Aminosäuren in einem Lebensmittel bestimmt dessen Qualität. Je mehr essentielle Aminosäuren in einem Lebensmittel enthalten sind und je eher die Zusammensetzung der körpereigenen Basis ähnelt, desto hochwertiger ist das Protein.

Biologische Wertigkeit

Dieses Kriterium bezeichnet man als die *biologische Wertigkeit* eines Proteins. Tierische Proteine sind hochwertiger als pflanzliche, weil sie die 9 essentiellen Aminosäuren in einem für den menschlichen Körper günstigen Verhältnis enthalten. Pflanzliche Proteine haben eine geringere biologische Wertigkeit, denn es fehlen eine oder mehrere Aminosäuren. Man kann jedoch die biologische Wertigkeit von pflanzlichen Proteinen erhöhen, indem man geschickt die pflanzlichen Proteinquellen kombiniert, die sich ergänzen. Wenn ein Nahrungsmittel pflanzliches Protein enthält, das zum Beispiel zuwenig Valin und zuviel Threonin hat, kann man es mit einer pflanzlichen Proteinquelle kombinieren, bei der das Verhältnis umgekehrt ist.

Besonders während der Wachstumsphase, während der Schwangerschaft und nach Verletzungen oder bei Krankheiten ist eine Ernährung wichtig, die ausreichend Protein bzw. Aminosäuren enthält. Die Ernährung in den westlichen Industrienationen enthält allerdings normalerweise eine ausreichende Menge an qualitativ hochwertigem Protein. Wenn die Ernährung zuviel Proteine enthält, wird das überschüssige Protein ausgeschieden, da es im Gegensatz zu Fett (und Kohlenhydraten) nicht gespeichert werden kann. Zuviel Protein in der Nahrung kann jedoch auch schädlich sein. Besonders das Risiko für Nierenschädi-gungen wird durch eine ständig erhöhte Proteinaufnahme vergrößert.

Ernährung enthält ausreichend Proteine

Flüssigkeit (Wasser)

Eines der wichtigsten Lebensmittel ist Wasser. Der menschliche Körper besteht zu etwa 60% aus Wasser. Zur Gesunderhaltung ist daher eine ausreichende Flüssigkeitsaufnahme unbedingt erforderlich. Die Lebensvorgänge sind nämlich an ein wäßriges Milieu gebunden. Viele Stoffwechselendprodukte, von vielen gerne auch anschaulich als Stoffwechselschlacken bezeichnet, müssen über die Niere ausgeschieden werden. Besonders die beim Eiweißstoffwechsel entstehenden Stoffe Harnsäure und Harnstoff müssen, in Wasser gelöst, über die Niere ausgeschieden werden. Das geht natürlich nur, wenn sie in ausreichend Flüssigkeit verdünnt werden können. Wenn nicht genügend Flüssigkeit vorhanden ist, kristallisieren bestimmte Stoffe aus, und es kommt zu Nieren- und Harnsteinen. Man kann sich das ruhig so vorstellen, daß der Organismus hin und wieder regelrecht »durchgespült« werden muß. Außerdem kann eine ungenügende Flüssigkeitsaufnahme zu einem verringerten Blutvolumen (Fachwort: Hypovolämie) führen und so einen erniedrigten Blutdruck und evtl. einen lebensgefährlichen Schock auslösen.

Eines der wichtigsten Lebensmittel

Ausreichende Flüssigkeitsaufnahme

Stoffwechselschlacken

> Um gesund zu bleiben, ist es also äußerst wichtig, ausreichend zu trinken!

In dieser Hinsicht ist es sinnvoll, ständig »einen über den Durst zu trinken«. Gerade bei älteren Menschen läßt nämlich das Durstgefühl nach. Sie vergessen dann förmlich, ausreichend Flüssigkeit zu sich zu nehmen. Viele behelfen sich, indem sie morgens oder alle paar Tage eine entsprechende Menge Mineralwasserflaschen hinstellen. Das dient dann sozusagen als Kontrolle, um ausreichend viel zu trinken.

Nachlassendes Durstgefühl bei älteren Menschen

Außer bei bestimmten Krankheiten ist es kaum möglich, zuviel zu trinken. Man kann also kaum etwas falsch machen, wenn man viel trinkt. Die Gesundheitsschäden, die entstehen, wenn man zu wenig

Gesundheitsschäden bei zu wenig Flüssigkeit

trinkt, sind hingegen groß. Eine verminderte Flüssigkeitsaufnahme kann zu Nierenschäden, Kreislaufproblemen, schweren Durchblutungsstörungen (»das Blut dickt ein«), Herzproblemen, Müdigkeit usw. führen. Außerdem weiß man aus epidemiologischen Studien, daß das Risiko für Blasenkrebs durch eine verringerte Flüssigkeitsaufnahme erhöht wird. Vermutlich haben die krebserregenden Stoffe mehr Zeit, auf die Zellschichten in der Blase einzuwirken, wenn man weniger häufig die Blase entleert, weil man weniger trinkt.

Risiko für Blasenkrebs

> Es ist also sinnvoll, täglich möglichst 2 Liter Flüssigkeit zu trinken. Zur Deckung des Flüssigkeitsbedarfs sind besonders Mineralwasser und Obst- und Gemüsesäfte zu empfehlen. Stark gesüßte Getränke und koffein- oder alkoholhaltige Getränke sind hingegen nicht so geeignet.

Homocystein

Schwefelhaltige Aminosäure

Mitverantwortlich für Arteriosklerose

Seit einigen Jahren ist eine Aminosäure in den Blickpunkt der Gesundheitsvorsorge gerückt. Die schwefelhaltige Aminosäure Homocystein steht im Verdacht, für die Entstehung der Arteriosklerose mitverantwortlich zu sein. Bei Untersuchungen stellte man fest, daß die Häufigkeit von arteriosklerotischen Veränderungen mit dem Blutspiegel an Homocystein zusammenhing. Über den Mechanismus, durch den Homocystein zu den Schädigungen an den Gefäßinnenwänden führt, gibt es mittlerweile einige Theorien, aber noch keine gesicherten Erkenntnisse. Überhöhte Homocysteinspiegel macht man darüber hinaus noch für Neuralrohrdefekte bei Neugeborenen (siehe auch Kapitel Folsäure), für Nierenerkrankungen, Schizophrenie, Krebs, verminderte Gehirnleistungen, vorzeitiges Altern und Fehlgeburten verantwortlich.

Bestimmung der Homocysteinwerte

Um das individuelle Risiko abzuschätzen, ist eine Bestimmung der Homocysteinwerte sinnvoll. Je niedriger diese sind, desto besser. Jede Erhöhung läßt offenbar das Risiko für Herz-Kreislauf-Erkrankungen und andere Krankheiten ansteigen.

Therapie

Eine großangelegte Studie kam zu dem Ergebnis, daß die Konzentration von Homocystein im Blut durch die Gabe von Folsäure und Vitamin B_{12} gesenkt werden kann. Die Homocysteinkonzentration konnte durch eine zusätzliche Folsäuregabe von 0,5–5,0 mg pro Tag um durchschnittlich 25 % und durch Vitamin-B_{12}-Gabe (0,5 mg/Tag) um weitere 7 % gesenkt werden.

Folsäure und Vitamin B_{12}

Coenzym Q10

Coenzym Q10 wird auch als *Ubichinon* bezeichnet und befindet sich hauptsächlich in den Membranen der Mitochondrien. Dieses sind die Zellorganellen, die für die Energiebereitstellung sorgen und die man daher auch als die Kraftwerke der Zelle bezeichnet. Coenzym Q10 (auch als Coenzym Q bezeichnet) hat dort eine wichtige Bedeutung bei der Synthese von ATP, dem »Treibstoff« der Zellen, ohne das keine Aktivität möglich wäre. Coenzym Q10 wirkt außerdem als Antioxidans, es kann also die gesundheitsschädlichen freien Radikale (siehe Seite 217) unschädlich machen. Es kann vom Körper selbst synthetisiert werden, es ist aber auch in der Nahrung enthalten. Nahrungsmittel, die besonders reich an Coenzym Q10 sind, sind Mais, Sojabohnen, die Keime von Getreide und Kleie, Nüsse, Spinat, Brokkoli, Fisch und Fleisch und verschiedene Pflanzenöle. Einen erhöhten Bedarf an Coenzym Q10 gibt es möglicherweise bei älteren Menschen, bei Streß, bei starken körperlichen Belastungen und während einer Schwangerschaft.

Ubichinon

Synthese von ATP

Antioxidans

Vorkommen in Nahrungsmitteln

Erhöhter Bedarf

Weitere positive Eigenschaften

Dem Coenzym Q10 werden, abgesehen von seinen Eigenschaften als Radikalfänger, noch einige andere positive Eigenschaften zugeschrieben. Es soll eine Stimulation des Immunsystems, eine Verzögerung des Alterungsprozesses und eine Senkung der Blutfette bewirken. Außerdem werden ihm positive Wirkungen auf das Herz zugeschrieben. Nach Untersuchungen an älteren Menschen mit einer Herzschwäche führte die Nahrungsergänzung mit Coenzym Q zu einer Verbesserung innerhalb weniger Wochen. Auch ein erhöhter Blutdruck soll durch Coenzym Q10 positiv beeinflußt werden können.

Einsatz bei älteren Herzpatienten

Wir setzen bei älteren Herzpatienten mit guten Erfolgen Coenzyme Q10 von der Firma Burgerstein/ Switamin ein.

Mineralstoffe: Mengen- und Spurenelemente

Am Aufbau von Enzymen beteiligt

Viele Mineralstoffe sind am Aufbau von Enzymen beteiligt. Bei vielen Enzymen ist nämlich das Koenzym ein Metall(ion). Aber auch wenn die Mineralstoffe oder Spurenelemente nicht direkt am Aufbau eines Enzyms beteiligt sind, kann ihr Mangel weitreichende Folgen haben.

Natrium

In ausreichender Menge aufgenommen

Vorsicht bei hohem Blutdruck

Natrium wird normalerweise in ausreichender Menge über die Nahrung aufgenommen. Natrium ist im Kochsalz, in vielen zubereiteten Speisen und im Mineralwasser enthalten. Menschen, die zu einem überhöhten Blutdruck neigen, müssen sich eher vorsehen, daß sie nicht zuviel Natrium aufnehmen. Nichtsdestotrotz ist Natrium ein unerläßlicher Bestandteil aller Körperzellen.

Ein lebenswichtiges Enzym, die sog. Natriumpumpe (die wissenschaftliche Bezeichnung lautet Natrium-Kalium-ATPase), braucht für ihre geregelte Funktion Natrium. Dieses Enzym sorgt durch seine Tätigkeit für ein Konzentrationsgefälle innerhalb und außerhalb von Zellen. Dies ist unbedingt notwendig für die Muskeltätigkeit, besonders für die Herztätigkeit, aber auch allgemein für die Wahrnehmung und die Nervenleitung. Man wäre buchstäblich gelähmt, wenn dieses Enzym nicht funktionieren würde.

Aufgabe der Natrium-Kalium-ATPase

Mangelerscheinungen sind in der Regel nicht zu befürchten, da die Salzaufnahme üblicherweise weit höher ist, als für die Gesundheit gut wäre.

Keine Mangelerscheinungen

Von der Deutschen Gesellschaft für Ernährung (DGE) wird für den Erwachsenen eine Kochsalzzufuhr von 5–6 g pro Tag als ausreichend befunden. In den westlichen Industrienationen ist die Salzaufnahme mit etwa 10 g doppelt so hoch.

5–6 g Kochsalz pro Tag

Eine überhöhte Zufuhr von Kochsalz (Natriumchlorid) ist für die Entstehung einiger Krankheiten mitverantwortlich.

Als Symptome einer Überdosierung gelten Ödeme, motorische Unruhe, Hypertonie mit Schwindel und Erbrechen, Somnolenz (Benommenheit mit abnormer Schläfrigkeit), Übererregbarkeit der Muskulatur, Herzversagen, Haut- und Schleimhautaustrocknung. Eine Salzvergiftung kann durch Atem- und Herzstörungen sogar zum Tode führen.

Symptome einer Überdosierung

Ein Zuviel an Salz in der Nahrung soll auch die Speicherfähigkeit für Kalzium mindern und so das Risiko für Osteoporose erhöhen.

Osteoporoserisiko

Kalium

Wie Natrium hat auch Kalium eine zentrale Bedeutung in der Weiterleitung von Nervenimpulsen und für die Tätigkeit der Muskulatur. Bei Kaliummangel kommt es daher in erster Linie zu neuromuskulären Symptomen mit Adynamie (Kraftlosigkeit) der Muskulatur, die bis zu Lähmungen führen können. Da die

Zentrale Bedeutung in der Weiterleitung von Nervenimpulsen

Neuromuskuläre Symptome

Funktionsstörungen des Herzens bei Mangel

Muskeltätigkeit beeinträchtigt wird, kommt es bei einem Kaliummangel zu Funktionsstörungen des Herzens, wie z. B. Rhythmusstörungen und einer Herzerweiterung. Aber auch die Muskulatur der inneren Organe wird gehemmt, so daß es zu Störungen der Darmfunktion mit einer Verringerung der Peristaltik bis zum Ileus kommen kann.

Bei Diuretikum auf genügend Kalium achten

Besonders Personen, die ein Diuretikum als blutdrucksenkendes Medikament einnehmen müssen, sollten auf eine ausreichende Kaliumzufuhr achten, da diese Medikamente die Ausscheidung von Wasser und Mineralstoffen fördern. Auch wenn es durch einen

Auch bei Abführmitteln

übermäßigen Gebrauch von Abführmitteln (Laxanzien) zu Diarrhöen kommt, wird die Kaliumausscheidung über den Stuhl erhöht, so daß es zu einem Kaliummangel kommen kann.

Ursachen für einen Kaliummangel

Weitere Ursachen für einen Kaliummangel (Hypokaliämie) sind häufiges Erbrechen, Fisteldrainagen, Diarrhöen, verringerte Zufuhr und Erbrechen als Folge von Eßstörungen (Bulimie), Sondenkost und parenterale Ernährung.

Magnesium

Aufgaben

Der menschliche Körper enthält etwa 24 g Magnesium. Es spielt eine wichtige Rolle bei der Eiweiß- und Nukleinsäuresynthese, da viele Enzyme Magnesium als Kofaktor benötigen. Außerdem ist es wichtig für die Stabilisierung von Zellmembranen und für die Aufrechterhaltung der Durchlässigkeit von Membranen. Damit ist es wichtig für die Erregungsleitung. Die Aufnahme von Magnesium im Dünndarm wird von Eiweiß und Vitamin D gefördert.

Ursache für Magnesiummangel

Zu einem Magnesiummangel kommt es nur durch einige krankheitsbedingte Umstände. Nierenfunktionsstörungen, Mangel- oder Fehlernährung, künstliche Ernährung, übermäßige Flüssigkeits- und Elektrolytverluste, Alkoholismus und Resorptionsstörungen können einen Magnesiummangel verursachen.
Symptome für einen Magnesiummangel sind Muskel-

zuckungen und -krämpfe, Übelkeit, Reizbarkeit und Verwirrungszustände.

Symptome

Eine Kombination von Hypomagnesiämie (Unterversorgung von Magnesium im Blut) mit anderen Elektrolytstörungen kann die Entstehung von Herzrhythmusstörungen (Arrhythmien) begünstigen.

Streß bei Magnesiummangel

Aufgrund von Untersuchungen an Tieren nimmt man an, daß Streßreaktionen bei Magnesiummangel verstärkt sind bzw. durch Magnesium gemildert werden können. Die Empfindlichkeit gegenüber Streß durch Lärm steigt mit fallender Magnesiumkonzentration im Blut.

Arteriosklerose

Auch die Entstehung von Arteriosklerose scheint durch Magnesiummangel begünstigt zu werden.

Blutdruck

Auch der Blutdruck wird zumindest zum Teil von Magnesium beeinflußt. Zusammen mit Kalium reguliert Magnesium den Tonus der Gefäße. Dadurch wird der Blutdruck beeinflußt.

Kalzium

99 % des Kalziums befinden sich in den Knochen

Der größte Teil des Kalziums im Körper ist im Skelett gespeichert, 99 % des Kalziums befinden sich in den Knochen.

Aufgaben

Es ist für eine Reihe von enzymatischen Vorgängen wichtig, für die geregelte Muskeltätigkeit und Membranfunktion und für die Blutgerinnung. Das Parathormon aus der Nebenschilddrüse reguliert den Einbau und die Freisetzung aus den Knochen.

Kalzium wird hauptsächlich im Dünndarm aufgenommen. Normalerweise ist die Kalziumresorption direkt an den Kalziumbedarf angepaßt. Die Kalziumaufnahme wird von Vitamin D stimuliert.

Phosphat

Wichtige Rolle im Aufbau der Zellwand

Phosphat spielt eine wichtige Rolle im Aufbau der Zellwand als Baustein der sog. Phospholipide. Außerdem ist Phosphat ein wesentlicher Bestandteil des Knochengewebes. Darüber hinaus hat das Phosphatpuffersystem eine wichtige Funktion im Säure-Basen-Haushalt. Außerdem ist Phosphat als Bestandteil von bestimmten chemischen Stoffen (2,3-DPG) an der Regulation des Sauerstofftransports beteiligt.

Aufnahme durch Vitamin D gefördert

Die Phosphataufnahme in den Körper wird durch Vitamin D gefördert. Der menschliche Körper enthält ungefähr 700 g Phosphor.

Chlor

Wichtig für den Säure-Basen-Haushalt

Chlor ist ebenfalls wichtig für den Säure-Basen-Haushalt. Außerdem ist es wichtig für die Nerventätigkeit und Erregungsleitung. Es wird im Verdauungstrakt aufgenommen. Durch Schwitzen können große Mengen verlorengehen.

Der Chlorhaushalt hängt eng mit dem Natrium- und Kaliumhaushalt zusammen, da Chlor als Gegenspieler von den positiv geladenen Natrium- und Kaliumionen negativ geladen ist und sich die Ladungen ausgleichen müssen (Gesetz der Elektroneutralität).

Spurenelemente

Aufgrund von tierexperimentellen Untersuchungen kann man davon ausgehen, daß die folgenden 15 Elemente essentiell sind, also für den menschlichen Or-

Essentielle Spurenelemente

ganismus auf irgendeine Weise wichtig sind und mit der Nahrung zugeführt werden müssen:

> Eisen, Zink, Kupfer, Jod, Kobalt, Selen, Chrom, Mangan, Nickel, Molybdän, Fluor, Zinn, Silizium, Vanadium und Arsen.

Eisen

Unentbehrlich für den Aufbau von Hämoglobin

Eisen ist unentbehrlich für den Aufbau von Hämoglobin, dem roten Blutfarbstoff, und damit für den Sauerstofftransport im Blut. Bei einem Eisenmangel leiden die Betroffenen unter Anämie.

Vorkommen

Eisen ist besonders in Vollkornprodukten, Gemüse, Hülsenfrüchten, Fleisch und Leber enthalten.

Kupfer

Auch Kupfer spielt eine wichtige Rolle bei der Blutbildung. Außerdem benötigt eines der wichtigsten, körpereigenen, antioxidativ wirkenden Enzyme, die Superoxiddismutase (SOD), Kupfer, um zu funktioniernen.

Zink

Bedeutendes Spurenelement

Zink ist ein sehr bedeutsames Spurenelement. Es ist unentbehrlich für den normalen Ablauf der Schwangerschaft, für das Wachstum und für die Übertragung des genetischen Materials. Als Bestandteil von mehr als 80 Enzymen ist es wichtig für die Gesunderhaltung von Haut, Leber, Nieren, Hoden, Muskeln, Augen und anderer Organe. Es ist in allen Körperzellen enthalten. Die höchsten Konzentrationen befinden sich im Knochengewebe, in den Augen sowie in der Prostata.

In allen Körperzellen enthalten

Mögliche Überdosierung

Da es auch zu einer Überdosierung von Zink kommen kann, sollte man versuchen, seinen Zinkbedarf über die Nahrung zu decken und nicht durch Ergänzungspräparate. Durch einen zu hohen Zinkgehalt kann es nämlich zu einem Kupfermangel und damit zu einer Anämie kommen. Bei Patienten, die unter einer Anorexia nervosa leiden und sich vegetarisch ernähren, und in den Entwicklungsländern kann es zu einem Zinkmangel kommen.

Hauterkrankungen, Tinnitus, Abwehrschwäche

Auch bei Hauterkrankungen, Tinnitus und Abwehrschwäche haben sich Zinkpräparate bewährt. Ein zusätzliches Ergänzungspräparat sollte immer mit einem Behandler abgesprochen werden, da eine Überdosierung leicht möglich ist.

Mangan

Mangan unterstützt das Vitamin Biotin, das für den Kohlenhydratstoffwechsel wichtig ist. Es ist besonders in Getreideprodukten und Haselnüssen enthalten.

Vorkommen

Selen

Bestandteil des Enzyms Glutathion-Peroxidase

Selen ist unerläßlicher Bestandteil des Enzyms Glutathion-Peroxidase. Dieses Enzym schützt den Organismus vor den schädlichen freien Radikalen. Bei einem Mangel an Selen kann der Organismus dieses Enzym nicht in genügender Menge bereitstellen, so daß das Risiko für eine ganze Reihe von gefährlichen Krankheiten erhöht ist (siehe Kapitel Freie Radikale).

Augenschäden

Ein Selenmangel führt außerdem zu Augenschäden (Makuladegeneration) und zu Farbenfehlsichtigkeit.

Schutz vor Krebserkrankungen

Selen schützt auch vor Krebserkrankungen. In einer Untersuchung wurde festgestellt, daß Personen, denen Selen verabreicht wurde, gegenüber der Kontrollgruppe, die nur einen Placebo erhielt, 63 % weniger an Prostatakrebs, 58 % weniger an Darmkrebs und 45 % seltener an Lungenkrebs erkrankten. Gegen Hautkrebs ließ sich jedoch keine Schutzwirkung feststellen.

Fluor und Jod wurden bereits im Kapitel über Kariesprophylaxe und Schilddrüsenerkrankungen besprochen (s. Seite 109 + 122).

Vitamine – Vorkommen und Funktionen

Der Begriff Vitamin stammt aus dem Jahr 1911 und wurde von dem polnischen Wissenschaftler *Kasimir Funk* (1884–1967) geprägt. Funk erkannte, daß diese Substanzen lebensnotwendig (vita = Leben) sind. Er war außerdem der Meinung, daß Vitamine Stickstoff enthalten (Amine = stickstoffhaltige Substanzen). Letzteres stimmt jedoch nicht immer.

Kasimir Funk

Vitamine sind lebenswichtige Nährstoffe, die unter anderem die Fähigkeit besitzen, der Entstehung von bestimmten Krankheiten vorzubeugen.

Lebenswichtige Nährstoffe

Vitamine sind organische Verbindungen, die der menschliche Körper dringend braucht, die er aber nicht oder nur in unzureichender Menge selbst aufbauen kann. Sie müssen also mit der Nahrung in kleinen Mengen aufgenommen werden. Weil sie lebenswichtig sind, aber nicht selbst synthetisiert werden können, bezeichnet man sie auch als essentiell.

Organische Verbindungen

Vitamine werden nur zu einem geringen Teil im Energiewechsel abgebaut, und sie sind auch keine Bauelemente für Gewebe oder Organe. Sie werden im Körper zur Ausübung von wichtigen physiologischen Funktionen benötigt.

Keine Bauelemente für Gewebe oder Organe

Vitamine gehören zusammen mit Wasser, den essentiellen Amino- und Fettsäuren, Mineralstoffen und Spurenelementen zu den essentiellen Nahrungsbestandteilen.

13 Vitamine

Es gibt 13 Vitamine. Betakarotin ist die Vorstufe von Vitamin A. Der Vitamincharakter der Ubichinone (s. Coenzym Q10, Seite 161) ist noch umstritten. Man unterscheidet fettlösliche und wasserlösliche Vitamine. Fettlöslich sind die Vitamine A, E, D und K, die anderen sind wasserlöslich.

Fett- und wasserlösliche Vitamine

Vitamin C

Bekannt wurde Vitamin C dadurch, daß es die früher besonders die bei Seeleuten verbreitete Krankheit Skorbut verhinderte.

Der Mensch muß Vitamin C mit der Nahrung aufnehmen

Die meisten Tiere können Vitamin C aus Glukose synthetisieren. Lediglich der Mensch, einige andere Primaten, das Meerschweinchen und einige Vogelarten müssen Vitamin C mit der Nahrung aufnehmen, da ihnen einige zur Synthese notwendige Enzyme fehlen.

Vitamin C wird in der Lebensmittelindustrie häufig als natürliches Antioxidans eingesetzt, um die Haltbarkeit der Lebensmittel zu erhöhen.

Ascorbinsäure

Eine sehr häufig gebrauchte Bezeichnung für Vitamin C ist auch *Ascorbinsäure.*

Funktionen

Chemische Umwandlung von Lysin und Prolin

Ascorbinsäure hat eine enorme Bedeutung bei einer Vielzahl von chemischen Reaktionen. Die chemische Umwandlung von Lysin und Prolin bei der Kollagenbiosynthese im Binde- und Stützgewebe ist eine wichtige Funktion des Vitamin C. Kollagen ist wichtig für die Funktionserhaltung von Haut und Knochen.

Gesunderhaltung der Haut

Damit hat Vitamin C auch eine enorme Bedeutung für die Gesunderhaltung der Haut. Ein Mangel an Vitamin C wirkt sich ungünstig auf die Hautalterung aus.

Umwandlung von Cholesterin in Gallensäuren

Vitamin C ist bei der Umwandlung von Cholesterin in Gallensäuren beteiligt. Eine Unterversorgung mit

Vitamin C führt daher zu einer erhöhten Konzentration von Cholesterin im Serum. Wenn hingegen auf eine genügende Vitamin-C-Versorgung geachtet wird, senkt Vitamin C den Cholesterinspiegel, indem es für die Umwandlung von Cholesterin in Gallensäuren sorgt, die dann ausgeschieden werden.

Vitamin-C-Mangel führt zur Cholesterinerhöhung

Personen, die einen zu hohem Cholesterinspiegel aufweisen, sollten also unbedingt auf eine ausreichende Vitamin-C-Zufuhr achten.

Erwähnenswert ist auch die Tatsache, daß die Ascorbinsäurekonzentration im Magensaft etwa dreimal so hoch ist wie die Konzentration von Ascorbinsäure im Plasma. Bei Patienten mit einer Magenschleimhautentzündung (Gastritis) wurde festgestellt, daß sie im Magensaft deutlich niedrigere Ascorbinsäurekonzentrationen aufwiesen als Gesunde.

Konzentration im Magensaft

Die Tatsache, daß die Ascorbinsäurekonzentration im Magensaft relativ hoch ist, deutet möglicherweise auf einen Schutzmechanismus hin, der vor der Bildung der krebserzeugenden Nitrosamine im Magen schützen soll.

Ferner wird durch die Anwesenheit von Vitamin C die Ausscheidung von gesundheitsgefährdenden Schwermetallen verbessert. Außerdem unterstützt Vitamin C die Entgiftung von giftigen Substanzen.

Entgiftung

Mangelerscheinungen

Ein ausgeprägter Mangel an Vitamin C führt zu Skorbut. Da der Körper nur eine Speicherkapazität von etwa 2 Wochen aufweist, machen sich bei Vitamin-C-Mangel folgende Mangelerscheinungen bemerkbar: Zahnausfall, Schleimhautblutungen, Schmerzen und Geschwüre.

Skorbut

Symptome

Bei einem Vitamin-C-Mangel kommt es zur Verschlechterung der Bildung von Kollagen. Dies macht sich an Haut und Haaren bemerkbar. Auch der Stoffwechsel von Proteinen, Hormonen und Cholesterin kann gestört werden. Darüber hinaus ist auch die Bildung der roten Blutkörperchen verschlechtert, und es kommt zu Anämien.

Verschlechterung der Kollagenbildung …

… und der roten Blutkörperchen

Erhöhung der Infektanfälligkeit

Durch einen Mangel an Vitamin C wird auch die Infektanfälligkeit erhöht.

Wo kommt Vitamin C vor?

Obst und Gemüse

Kräuter

Besonders reichhaltig ist Vitamin C in bestimmten Obstsorten, wie z. B. schwarzen Johannisbeeren und Hagebutten, und frischem Gemüse (z. B. Paprika, Rosenkohl) und in Kräutern (z. B. Petersilie) sowie Fruchtsäften enthalten.

Sauerkraut

Auf Seereisen nahm man früher besonders gerne Sauerkraut mit, um Skorbut zu verhindern.
Der Vitamin-C-Gehalt einiger Lebensmittel wird in der folgenden Tabelle aufgeführt.

Vitamin-C-Gehalt von einigen ausgewählten Lebensmitteln (mg/100 g)

Lebensmittel	Vitamin-C-Gehalt
schwarze Johannisbeeren	189
Petersilienblatt, roh	166
Paprika, roh	140
Kiwi	100
Grünkohl, gekocht	75
Erdbeeren, roh	62
Apfelsinen, roh	50
Blumenkohl, gekocht	45
Kalbsleber	39
Tomaten, roh	24
Bananen	11
Möhren, roh	8
Äpfel, ungeschält und roh	7
Kuhmilch; 3,5 % Fett	2
Hühnerei	0

In Deutschland wird übrigens über 90 % der gesamten Vitamin-C-Zufuhr durch die Lebensmittelgruppen Früchte, Gemüse und Kartoffeln gedeckt. Zwar sind

Kartoffeln

Kartoffeln nicht sehr reich an Ascorbinsäure, wenn

sie aber in großen Mengen gegessen werden, kann durch sie ein Großteil der benötigten Menge an Vitamin C gedeckt werden.

Vitamin-C-Bedarf

Um ausgeprägte Mangelzustände zu verhindern, genügt beim Erwachsenen die Aufnahme von 10 mg Vitamin C pro Tag. Als optimale Zufuhr empfiehlt die DGE (Deutsche Gesellschaft für Ernährung) jedoch 75 mg Vitamin C pro Tag. Dabei ist ein Sicherheitszuschlag und der Zubereitungsverlust bereits eingerechnet.

10 mg pro Tag genügen

75 mg als optimale Zufuhr

Bei Kleinkindern im Alter zwischen 6 und 12 Monaten kann es zu einem kindlichen Skorbut kommen, wenn neben einseitiger Milchnahrung weder Früchte noch Gemüse zugefüttert werden.

Der Bedarf an Vitamin C kann durch die folgende Faktoren erhöht sein:

Erhöhter Bedarf

- starke körperliche Belastung,
- bei großer Flüssigkeitszufuhr,
- bei verschiedenen Krankheiten (Infektionskrankheiten) und nach Operationen erhöhte Einnahme von Sulfonamiden oder Verhütungsmitteln (orale Kontrazeptiva),
- Streß.

Bei Rauchern beträgt der Mehrbedarf bis zu 40 %.

Raucher

Die hier angegebenen Dosen sind jedoch nur ausreichend, um ausgeprägte Vitaminmangelkrankheiten zu verhindern.

Um sich die antioxidativen Eigenschaften dieses Vitamins zunutze zu machen und sich damit gegen die schon erwähnten Krankheiten zu schützen, sind höhere Dosierungen notwendig. Je nach Erkrankung empfehle ich Dosierungen von 1000–10 000 mg, also zwischen 1 und 10 Gramm pro Tag.

Höhere Dosierungen als Antioxidans

Höhere Dosierungen müssen über den Tag verteilt werden. Da Vitamin C nicht lange gespeichert werden kann, würde sonst zuviel über die Nieren ungenutzt ausgeschieden. Mittlerweile gibt es auch vit-

Über den Tag verteilen

amin-C-haltige Präparate im Handel, aus denen die Vitamine über den ganzen Tag verteilt freigesetzt werden.

Überdosierungen

Sehr selten

Überdosierungen sind bei Vitamin C äußerst selten und fast nicht möglich. Gesunde Personen, die täglich 2000 mg (das ist das 25fache der von der DGE empfohlenen Zufuhr) und mehr Ascorbinsäure über einen sehr langen Zeitraum aufnahmen, wiesen keine toxischen Auswirkungen auf.

Keine schädlichen Wirkungen

Auch durch die Zufuhr von extrem hohen Konzentrationen von Ascorbinsäure über die Nahrung, also in natürlicher Form, sind keine schädlichen Wirkungen zu befürchten.

Einflüsse auf die Verfügbarkeit

Wird leicht zerstört

Vitamin C wird sehr leicht durch Luftsauerstoff und andere Oxidationsmittel zerstört. Dieser Vorgang wird besonders durch eine erhöhte Temperatur, im alkalischen Medium und bei Anwesenheit von Schwermetallen, auch wenn sie nur in ganz geringen Mengen vorhanden sind, begünstigt.

Durch Kochen wird etwa die Hälfte des Vitamins zerstört

Durch Kochen wird etwa die Hälfte des in Lebensmitteln vorhandenen Vitamin C zerstört. Durch die Verwendung von Kupfertöpfen oder durch die Zugabe von Natron oder Backpulver werden die Kochverluste nochmals erhöht. Auch beim Warmhalten von Gemüse sind die Verluste an Vitamin C sehr groß.

Verluste durch Lagerung und Einfrieren

Die Lagerung führt ebenfalls zu großen Verlusten an Vitamin C. Durch Einfrieren können die Verluste geringer sein, als wenn Obst und Gemüse mehrere Tage lang gelagert werden.

Vitamin C und Immunsystem

Einfluß auf das Immunsystem

Der Einfluß von Vitamin C auf das Immunsystem ist mittlerweile hinreichend durch Untersuchungen belegt worden. So ist beobachtet worden, daß Vitamin C die Aktivität der für die Immunabwehr so wichtigen zytotoxischen Lymphozyten und der natürlichen Killerzellen erhöht.

Erkältungskrankheiten

Auch der Einfluß von Vitamin C auf Erkältungskrankheiten ist durch eine Vielzahl von Untersuchungen erforscht worden. Es wurde festgestellt, daß die Dauer der Erkältungen durch die Aufnahme von vitamin-C-haltigen Präparaten abnimmt. Der positive Effekt von Vitamin C beruht darauf, daß es vor den oxidativen Schädigungen durch die freien Radikale schützt, die von den aktivierten Immunzellen freigesetzt werden, um die Erreger zu bekämpfen.

Antioxidans

Durch hohe Blutzuckerspiegel wird die Aufnahme von Vitamin C in die Zellen gestört. Daher weisen Diabetiker niedrigere intrazellulären Ascorbinsäurespiegel auf. Dadurch kommt es bei Diabetikern zu eingeschränkten Immunreaktionen und einer erhöhten Infektanfälligkeit.

Diabetiker

Vitamin E

Vitamin E gehört zu den fettlöslichen Vitaminen. Die chemische Bezeichnung von Vitamin E ist *Tocopherol.* Tocopherole kommen in fast allen tierischen und pflanzlichen Lebensmitteln vor. Jedoch sind nur Pflanzen in der Lage, diese Substanzen zu synthetisieren. Besonders häufig kommt Vitamin E in den Samen und Keinem höherer Pflanzen vor. Hier schützt es die dort gehäuft vorkommenden Fettsäuren vor dem Ranzigwerden. Dies ist auch der Grund dafür, daß Pflanzenöle, die aus Samen und Keimen gepreßt wurden, besonders vitamin-E-haltig sind.

Tocopherol

Nur Pflanzen können Tocopherole aufbauen

Vorkommen

Die Mengenangabe für Vitamin E werden häufig als in I.E. angegeben (I.E.: Internationale Einheiten).

D-α-Tocopherol

Natürliches Vitamin E hat die Formel D-α-Tocopherol, synthetisches Vitamin DL-α-Tocopherol.

DGE-Empfehlung: 12 mg D-α-Tocopherol-Äquivalent pro Tag (Jugendliche und Erwachsene).

Empfehlung des Autors

Wir empfehlen Vitamin E von der Firma Burgerstein/Switamin, das unter der Bezeichnung Natural Vit E 400 im Handel ist. Hier genügt 1 Kapsel täglich, kann je nach Erkrankung und Bedarf gesteigert werden. Empfehlenswert ist auch eine Antioxidanzienmischung (AntiOx von Switamin) mit Vitamin E. Diese ist angezeigt bei allen allergischen und entzündlichen Erkrankungen.

Biologische Funktionen von Vitamin E

Bedeutung für den Schutz der Zellmembranen

Antioxidative Eigenschaften

Vitamin E hat eine sehr wichtige Bedcutung fiir den Schutz der Zellmembranen vor Schädigungen durch freie Radikale. Diese Funktionen sind auf die antioxidativen Eigenschaften von Vitamin E zurückzuführen. Innerhalb der Zellmembranen hat Vitamin E vermutlich auch eine Funktion als Regulator für Enzyme.

Schutz der roten Blutkörperchen

Hämolytische Anämien

Vitamin E besitzt auch eine große Bedeutung für den Schutz von roten Blutkörperchen (Erythrozyten). Die bei Frühgeborenen häufig auftretenden hämolytischen Anämien (Form der Anämie, die durch eine verkürzte Lebensdauer der roten Blutkörperchen gekennzeichnet ist) können durch eine rechtzeitige Therapie mit Vitamin E verhindert werden.

Verringerte Aggregationsneigung der Thrombozyten

Bei Versuchspersonen, die Vitamin E verabreicht bekamen, war die Aggregationsneigung der Thrombozyten verringert. Die Reduktion der Blutplättchen-Adhäsion korrelierte mit dem α-Tocopherol-Gehalt. Auch bei Patienten mit insulinabhängigem Diabetes mellitus (auch als juveniler oder Typ-I-Diabetes mellitus bezeichnet) wurde nach Verabreichung von Vitamin E die Aggregationsneigung der Thrombozyten reduziert.

Eine erhöhte Neigung zur Thrombozytenaggregation steigert das Risiko für ein Blutgerinnsel. Blutgerinnsel können zu einem Gefäßverschluß führen. Je nachdem, welche Gefäße verstopft werden, kommt es zu mehr oder weniger fatalen Ausfallserscheinungen. Schlaganfall und Herzinfarkt sind die wichtigsten Erkrankungen, bei denen eine Embolie schließlich zu einem Absterben der durch den Blutstrom nicht mehr versorgten Regionen führt. Vitamin E macht das Blut gewissermaßen dünnflüssiger, was zu einer Verringerung des Risikos für Schlaganfall und Herzinfarkt führt.

Blutgerinnsel

Vitamin E macht das Blut dünnflüssiger

In einer Vielzahl von Untersuchungen konnte ferner nachgewiesen werden, daß eine hohe Vitamin-E-Zufuhr und eine hohe Vitamin-E-Plasmakonzentration eine schützende Wirkung gegen Krebserkrankungen haben.

Schutz gegen Krebs

In Tierversuchen wurde festgestellt, daß das Tumorwachstum während einer Gabe von Vitamin E verlangsamt war. Auch diese Wirkung führen die Wissenschaftler auf die antioxidativen Eigenschaften von Vitamin E zurück.

Verlangsamtes Tumorwachstum

Welche Lebensmittel enthalten Vitamin E?

Vitamin E kann nur von Pflanzen synthetisiert werden und wird in deren Samen gespeichert. Daher sind pflanzliche Lebensmittel besonders vitamin-E-reich. Besonders vitamin-E-haltig sind Keimöle, z. B. Weizenkeimöl, Baumwollsaatöl und Sonnenblumenöl. Weiteren wichtige Vitamin-E-Quellen sind Erdnüsse, Mandeln, Sonnenblumenkerne und einige Gemüse- und Getreidearten (z. B. Weizen).

Vitamin E wird in Pflanzensamen gespeichert

Wichtige Quellen

Der Bedarf an Vitamin E ist abhängig von der Aufnahme von ungesättigten Fettsäuren, die besonders empfindlich gegenüber den Angriffen von freien Radikalen sind. Vitamin E ist notwendig, um die Fettsäuren vor dem Ranzigwerden zu schützen.

Bedarf

Vitamin-E-Gehalt einiger Lebensmittel
(Angaben in mg pro 100 g Ware)

Lebensmittel	errechnete biologische Wirksamkeit als D-α-Tocopheroläquivalent
Mit hohem Gehalt	
Weizenkeimöl	75–279
Maisöl	22–56
Baumwollsaatöl	54
Sonnenblumenkerne	51
Sonnenblumenöl	29
Mandeln	23–28
Sojaöl	25
Mit mittleren Gehalten	
Lupinenöl	15
Erdnüsse	11–14
Mit niedrigen Gehalten	
Sesam, Leinöl, Olivenöl, Mohn, Walnüsse	bis 7
Gemüse und -produkte, Getreide und -produkte Backwaren, Milch und -produkte, Kokosfett, Eier, Schmalz, Cashewkerne	Spuren bis 3

Beeinflussung der Bioverfügbarkeit

Intakte Fettverdauung ist notwendig

Die Verdauung und Aufnahme von Vitamin E erfolgt zusammen mit den Nahrungsfetten. Daher ist eine intakte Fettverdauung für die Resorption von Vitamin E unbedingt notwendig.

Art der Nahrungsfette

Die Bioverfügbarkeit von Vitamin E hängt auch entscheidend von der Art der Nahrungsfette ab, in denen es gelöst ist. Die Absorption wird durch langkettige, ungesättigte Fettsäuren beeinträchtigt und von Nahrungscholesterin begünstigt.

Abhängig von der Nahrungszusammensetzung, der Art der gleichzeitig aufgenommenen Fettsäuren und

der Art der Tocopherole geht man in der Praxis davon aus, daß etwa 30 % der aufgenommenen Dosis resorbiert werden.
Die Vitamin-E-Menge, die dem Organismus letztendlich zur Verfügung steht, ist also nicht nur von dem Gehalt in den Lebensmitteln und den Zubereitungsverlusten abhängig, sondern auch vom Fettgehalt in der Nahrung.

Vitamin E und Immunsystem

Wichtige Funktion bei der Immunabwehr

Eine Vielzahl von Untersuchungen hat gezeigt, daß Vitamin E auch eine wichtige Funktion bei der Immunabwehr zukommt.
So konnte zum Beispiel bei jungen Untersuchungsteilnehmern die Aktivität von bestimmten Immunzellen durch die Zufuhr von Vitamin E erhöht werden. Auch eine Untersuchung an Senioren erbrachte ähnliche Ergebnisse. Bei älteren Menschen kann offensichtlich die Einnahme von relativ hohen Vitamin-E-Dosen die Aktivität des Immunsystems ebenfalls steigern. Man hat festgestellt, daß bei Senioren zahlreiche Funktionen des Immunsystems durch eine kurzfristige Verabreichung von 400 mg α-Tocopherylacetat pro Tag über eine Dauer von 30 Tagen verbessert wurden.

Ältere Menschen

Vitamin A und Betakarotin

Aus Karotinoiden im Körper gebildet

Vitamin A kann im menschlichen Körper aus Karotinoiden gebildet werden, deren häufigster Vertreter Betakarotin ist. Die Bedeutung dieser Substanzen liegt in ihrer Provitamin-A-Aktivität. Im menschlichen Körper wird aus diesen Vorläuferverbindungen Vitamin A gebildet, und zwar aus etwa 50 Karotinoiden. Die Provitamin-A-Wirksamkeit von Betakarotin ist am größten. Hierin liegt für den Menschen die große

Provitamin-A-Aktivität

Betakarotin

Bedeutung der Karotinoide als Vorstufe von Vitamin A, welche in dieser Form am Sehvorgang beteiligt und Bestandteil des Sehpigments sind. Mangelerscheinungen führen zu Mangel an Sehpigment und somit zur Nachtblindheit.

Nachtblindheit

In Pflanzen haben die Karotinoide eine sehr wichtige Funktion bei der Photosynthese und beim Schutz des Chlorophylls vor den schädlichen Wirkungen der UV-Strahlung und der freien Radikalen.

Wichtige Funktion bei der Photosynthese

Es wird immer nur so viel Betakarotin in Vitamin A umgewandelt wie gebraucht wird, der Rest wird gespeichert oder ausgeschieden. Dies ist der Grund, wieso man bei der Aufnahme von Zusatzpräparaten nicht Vitamin A zu sich nimmt, sondern Betakarotin. Durch die Aufnahme von Betakarotin ist nämlich keine Überdosierung möglich. 6 mg Betakarotin ersetzen 1 mg Vitamin A. Ein positiver Nebeneffekt einer hohen Aufnahme von Betakarotin ist also auch eine ausreichende Versorgung mit Vitamin A.

Betakarotin in Zusatzpräparaten

Überdosierung nicht möglich

In der Lebensmittelindustrie wird Betakarotin Lebensmitteln, besonders Fruchtsäften zugesetzt, damit diese eine appetitliche Färbung erhalten. Auch Margarine wird mit Vitamin A oder Provitamin A, also Betakarotin, angereichert. Betakarotin darf allen Lebensmitteln ohne besondere Genehmigung zugesetzt werden.

Betakarotin darf allen Lebensmitteln zugesetzt werden

Einflüsse auf die Bioverfügbarkeit

Wie bei anderen Vitaminen kann auch nicht alles in der Nahrung enthaltene Betakarotin vom Körper aufgenommen werden. Wieviel Betakarotin aus der Nahrung dem Körper später auch tatsächlich zur Verfügung steht, hängt von mehreren Faktoren ab. Die Resorption von Betakarotin ist vom Fettgehalt der Nahrung abhängig. So werden nur 5–50 % des vorhandenen Karotins aus der Nahrung resorbiert.

Resorption von Betakarotin ist vom Fettgehalt der Nahrung abhängig

Auch die Zubereitungsart der Nahrungsmittel beeinflußt die Aufnahmerate. Aus gekochten Karotten zum Beispiel wird Betakarotin sehr viel besser resorbiert

Zubereitungsart beeinflußt die Aufnahmerate

als aus rohen Karotten, da die Pflanzenzellen durch das Kochen aufgeschlossen wurden.

Quellen und Zufuhr

Vorkommen hauptsächlich in pflanzlichen Lebensmitteln

Karotinoide werden lediglich von Pflanzen synthetisiert und kommen infolgedessen auch hauptsächlich in pflanzlichen Lebensmitteln vor.
Alle grünen, blättrigen Gemüsearten enthalten Karotinoide. Gelborangefarbenes Gemüse enthält vorwiegend Alpha- und Betakarotin. Karotten sind besonders reich an Betakarotin.

Karotten

Betakarotingehalt ausgewählter Lebensmittel im Rohzustand (mg/100 g)

	Betakarotin
Aprikosen	3,5
Brokkoli	0,7
Chicorée	3,4
Dill	4,5
Fenchel	4,4
Grapefruit, rot	1,3
Grüngemüse	5,4
Grünkohl	4,7
Honigmelone	3,0
Karotten	7,9
Kopfsalat	1,2
Kresse	4,1
Papaya	0,1
Paprika, rot	2,2
Petersilie	5,3
Sellerie	0,7
Tomaten	0,5
Wassermelone	0,2

Biochemische Funktionen

Wie wir bereits wissen, können die Karotinoide in Vitamin A umgewandelt werden. Die Voraussetzung für eine Provitamin-A-Aktivität ist eine bestimmte chemische Struktur.

Antioxidative Eigenschaften

Die antioxidativen Eigenschaften sind jedoch bei den Karotinoiden am wirksamsten, die nicht in Vitamin A umgewandelt werden können.

Karotinoide schützen vor freien Radikalen

Karotinoide schützen auch vor der durch UV-Licht hervorgerufenen Bildung von freien Radikalen, indem sie diese abfangen. Die Schutzfunktion beruht u. a. darauf, daß Karotinoide Lichtenergie in Wärme umwandeln können. Auch die nach UV-Bestrahlung auftretende Schwächung der Immunabwehr (Immunsuppression) kann durch Betakarotin vermindert werden.

Immunsuppression

Zystische Fibrose

Kinder mit zystischer Fibrose (Mukoviszidose, s. S. 80), haben sehr stark erniedrigte Betakarotin-Plasmakonzentrationenn. Gleichzeitig war die Malondialdehyd-Konzentration, ein Indikator für die Lipidperoxidation, stark erhöht. Es ist allerdings noch nicht geklärt, ob diese Faktoren die Ursache oder Folge der Erkrankung sind.

Bei Versuchen mit Bakterien hat man festgestellt, daß Betakarotin Mutationen verhindert.

Aufrechterhaltung der Immunabwehr

Karotinoide haben eine sehr wichtige Bedeutung für die Aufrechterhaltung der menschlichen Immunabwehr. Dadurch sind sie wichtig für die Abwehr von Infektionskrankheiten und auch für die Bekämpfung von Krebsgeschwüren.

Betakarotin stimuliert die natürlichen Killerzellen

Betakarotin hat nun u. a. die wichtige Funktion, diese Immunzellen davor zu schützen, daß sie sich selbst durch die von ihnen produzierten freien Radikalen zerstören. Ferner stimuliert Betakarotin die sogenannten natürlichen Killerzellen, die eine enorme Bedeutung bei der Bekämpfung von Krebskrankheiten besitzen.

Betakarotin bei Rauchern

In einer Untersuchung wurde Rauchern täglich 20 mg Betakarotin verabreicht. Dadurch wurde die Abwehrkraft des Immunsystems gegenüber der Placebogruppe um 12 % erhöht.

Ältere Menschen können die Immunabwehr steigern

Wissenschaftler fanden heraus, daß ältere Menschen durch regelmäßige Einnahme von Betakarotin als Einzelmittel oder in Verbindung mit einem Multipräparat ihre Immunabwehr steigern können. Ein empfehlenswertes Präparat besonders für die Bedürfnisse der älteren Menschen ist Burgerstein/ Switamin 50 Plus the Best.

Bei Senioren steigen die natürlichen Killerzellen an

Bei Senioren stellte man auch fest, daß die Anzahl der für die Krebsabwehr wichtigen Immunzellen (sog. natürliche Killerzellen) durch die Verabreichung von 30–60 mg Betakarotin ansteigt. Diese Untersuchung ist von großer Bedeutung, da das Immunsystem im Alter in seiner Leistungsfähigkeit nachläßt.

> Diese Untersuchungen zeigen, daß Betakarotin eine enorme Bedeutung für die intakte Funktion des Immunsystems hat. Ein intaktes Immunsystem ist unerläßlich für die Verhinderung von Krebserkrankungen.

Tumorzellen wachsen bei Berührung mit einer Nachbarzelle

Tumorzellen wachsen sowohl im Organismus als auch in einer Zellkultur bei Berührung mit einer Nachbarzelle weiter, während normale Zellen bei Kontakt mit anderen Zellen die Zellteilung einstellen. Untersuchungen haben nun gezeigt, daß Karotinoide und auch Vitamin A die Kommunikationsfähigkeit von Zellen untereinander erhöhen können. Dadurch wird die Umwandlung von normalen Zellen in Krebszellen gesenkt. Betakarotin, Canthaxanthin und Lutein zeigen die höchste Wirksamkeit in der Stimulierung der Kommunikationsfähigkeit.

Betakarotin verhindert die Bildung von Krebszellen

Dickdarmkrebs

Nach Verabreichung von 30 mg Betakarotin pro Tag sank auch die Aktivität der Ornithin-Decarboxylase in der Darmmukosa von Patienten mit einem Dickdarmkarzinom. Die Ornithin-Decarboxylase ist ein Enzym, daß an der Proliferation von Geweben und speziell an der Entstehung von Kolonkarzinomen beteiligt ist. – Karotinoide scheinen nicht nur durch ihre antioxidativen Wirkungen, also durch das Abfangen von schädigenden freien Radikalen, sondern auch noch auf andere Weise gegen Krebs zu schützen.

Überdosierungen

Bisher nicht bekannt

Überdosierungen von Karotinoiden sind bisher nicht bekannt geworden, denn Karotinoide sind auch bei sehr hohen Zufuhrmengen nicht toxisch.

Canthaxanthin kann zu Augenschäden führen

Die einzige Ausnahme ist Canthaxanthin, das bei der langfristigen Aufnahme von hohen Dosierungen zu Augenschäden (Retinopathien) führen kann.

Eine langandauernde tägliche Karotinoidzufuhr in Höhe von 12–30 mg kann zu einer Gelbfärbung der Haut führen. Diese Hauterscheinungen gehen nach Absetzen der Zufuhr wieder zurück.

In einem Tierversuch wurde nach längerer Verabreichung von sehr hohen Dosierungen von Betakarotin (2 mg/kg Körpergewicht) festgestellt, daß die Retinsäure-Serumkonzentration anstieg. Das Betakarotin wird dann offenbar in die vermehrt ausscheidungsfähige Retinsäure umgewandelt.

Verhinderung eines Vitamin-A-Mangels

Ein positiver Nebeneffekt einer ausreichenden Versorgung mit Betakarotin ist die Verhinderung eines Vitamin-A-Mangels. Der menschliche Körper wandelt soviel Provitamin A, also die Karotinoide, in Vitamin A um, wie er benötigt. Bei Vitamin A sind im Gegensatz zu Betakarotin Überdosierungen (Hypervitaminosen) bekannt geworden.

Therapie der Weißfleckenkrankheit

Ein Anhaltspunkt zur Abschätzung einer möglichen, nichttoxischen Dosierung von Betakarotin bietet uns die Therapie der Weißfleckenkrankheit. Bei dieser Erkrankung wird Betakarotin als Medikament eingesetzt und in Dosierungen verordnet, die etwa dem Hundertfachen der Menge entsprechen, die von der DGE als wünschenswerte Zufuhrmenge geschätzt wird. Selbst durch diese hohen Dosierungen über einen längeren Zeitraum konnten bisher keine unerwünschten oder schädlichen Nebenwirkungen festgestellt werden. Lediglich die schon beschriebene Färbung der Haut tritt auf, die jedoch nach Absetzen des Präparats zurückgeht.

Empfehlenswertes Präparat

Empfehlenswert ist Natural BetaCarotenoids 15 von der Firma Burgerstein/Switamin. Dies ist ein natürliches Präparat, gewonnen aus Meeresalgen, 1–2 Kapseln täglich ist die normale Dosierung.

Vitamin D

Ein sehr wichtiges Vitamin ist Vitamin D. Schon im Altertum hat man beobachtet, daß bei ungenügender Sonneneinstrahlung aufgrund religiöser und kultureller Bräuche Knochenkrankheiten auftraten. Diese Krankheit bezeichnete man als *Rachitis.* 1919 konnte man erstmals in Österreich bei Kindern rachitische Symptome durch die Bestrahlung mit UV-Licht behandeln. 1929 konnten Steenbock und Hess (USA) nachweisen, daß bestrahlte Lebensmittel antirachitische Eigenschaften besitzen. Später wurde die antirachitisch wirkende Substanz isoliert und als Vitamin D bezeichnet. Mit Vitamin D wird heute eine größere Gruppe von fettlöslichen Verbindungen bezeichnet, die alle Vitamin-D-Aktivität besitzen.

Rachitis

Bestrahlte Lebensmittel haben antirachitische Eigenschaften

Die Notwendigkeit der Sonnenbestrahlung hat folgende Gründe: Die bekanntesten Vertreter dieser Vitamin-D-Gruppe sind das auch als *Ergocalciferol* bezeichnete Vitamin D_2 und *Cholecalciferol* (Vitamin D_3). Vitamin D_3 wird in der Haut durch ultraviolette Bestrahlung aus einer Vorstufe gebildet, Vitamin D_2 wird durch UV-Bestrahlung aus dem pflanzlichen Ergosterol synthetisiert. Beide Vorstufen sind Sterole. Bei ihnen erfolgt durch die UV-Strahlung des Sonnenlichts mit einer Wellenlänge von 250–310 nm eine Spaltung des B-Rings des Sterangerüsts.

Ergocalciferol
Cholecalciferol

Der tägliche Vitaminbedarf von 400 I.E. läßt sich durch die Einwirkung von Sonnenlicht auf Gesicht, Arme und Hände decken. Hellhäutige Menschen sollten sich 4- bis 5mal wöchentlich für 10–15 Minuten dem Sonnenlicht aussetzen, um ihren Bedarf zu dekken. Personen mit dunkler Hautfarbe brauchen etwa 30 Minuten Sonnenlicht 4- bis 5mal pro Woche.

Täglicher Bedarf: 400 I.E. läßt sich durch Sonnenlicht decken

Vitamin-D-Gehalt in Nahrungsmitteln
(in µg/100 g)

Dorschleberöl	210
Lebertran	330

Räucherhering	22
Lachs in Dosen	11,5
Schweine- oder Rinderleber	1,13
Kalbsleber	0,25
Hühnerleber	0,21
Butter	1,3
Eigelb	5,0

Biologische Funktion

Aufgabe

Die Aufgabe von Vitamin D besteht in der Aufrechterhaltung eines ausreichenden Kalziumspiegels. So erhöht Vitamin D im Dünndarm die Aufnahme von Kalzium.

Vitamin-D-Mangel

Ein Mangel an Vitamin D führt zu einer fehlerhaften Mineralisierung der Knochen. Typisch bei Kindern ist das Erscheinungsbild der Rachitis. Bei Erwachsenen kommt es bei einem Mangel an Vitamin D zur Osteomalazie, einem Weichwerden der Knochen. Besonders betroffen sind Becken, Brustkorb und Gliedmaßen.

Bedarf

Jugendliche und Erwachsene bis 65 Jahren haben einen Bedarf von 5 µg pro Tag, ab 65 Jahren beträgt der Bedarf 10 µg pro Tag.

Vitamin K

100 Verbindungen mit Vitamin-K-Wirksamkeit

Menadion

Es gibt bis zu 100 Verbindungen mit Vitamin-K-Wirksamkeit. Ernährungsphysiologisch sind jedoch nur einige relevant. Die Vitamine K_1–K_4 leiten sich vom Menadion ab. Vitamin K_3 *(Menadion)* kommt in der Natur nicht vor, sondern wird im Organismus in K_2 umgewandelt, daher könnte man es als Provitamin bezeichen. Auch K_4 wird nur synthetisch hergestellt.

Antivitamine

Als Antivitamine wirken Derivate von Kumarin und Dikumarin. Auch Sulfonamide, Antibiotika, Salizylat und Warfarin wirken als Antagonisten.

Vitamin K_1 wird von grünen Pflanzen gebildet. Die beiden Vitamin-K_2-Formen werden durch die physiologische Darmflora gebildet.

Bioverfügbarkeit

Verringerung der Verfügbarkeit

Folgende Faktoren können die Verfügbarkeit von Vitamin K im Körper verringern: Fettabsorptionsstörungen, niedriger Gehalt in der Nahrung, erhöhte Ausscheidung, Antagonisten, Störungen der Gallenfunktion und Leberschäden durch Leberzirrhose.

Biologische Funktionen

Beteiligung bei der Synthese von Gerinnungsfaktoren

Die bedeutsamste Funktion von Vitamin K ist seine Beteiligung bei der Synthese von bestimmten Gerinnungsfaktoren und damit bei der Blutgerinnung. Dadurch verhindert es Hämorrhagien (innere Blutungen).

Mangelerscheinungen

Ursachen

Beim Menschen kommen als Ursachen für eine Mangelerscheinung Absorptionsstörungen vor. Störungen der Fettverdauung durch einen Verschluß der Gallenwege können innerhalb von kurzer Zeit zu einem Vitamin-K-Mangel und damit zu einer verringerten Blutgerinnungsneigung führen. Auch chronische Krankheiten des Magen-Darm-Trakts, wie Durchfälle und Störungen der Fettverdauung (Steatorrhö), führen zu Mangelerscheinungen. Besonders bei Kindern kommt es dann zu Problemen bei der Blutgerinnung.
Zwar wird Vitamin K_2 von der physiologischen Darmflora synthetisiert. Aus Untersuchungen ergibt sich jedoch, daß das in diesem Darmabschnitt synthetisierte Vitamin K schlecht oder gar nicht absorbiert werden kann (wegen Fettmangel). Aus diesem und anderen Gründen geht man daher davon aus, daß eine exogene Zufuhr nötig ist.

Exogene Zufuhr ist nötig

Symptome für Mangel: Allgemein erkennbar durch vermehrte Blutungen und Hämorrhagie.

Bedarf

Der Bedarf liegt lt. DGE bei 60–80 µg pro Tag und kann durch Tabletten oral eingenommen werden.

Vorkommen

Vitamin-K-Gehalt in ausgewählten Lebensmitteln
(Angaben in µg/100 g)

Speisequark, 40 % Fett i.Tr.	50
20 % Fett i.Tr.	23
mager	1,2
Eier	45
Butter	60
Maiskeimöl	50
Sonnenblumenöl	500
Huhn	300
Hafer, Korn, entspreizt	50
Mais	40
Weizen (Korn)	17
Weizenkeime	350
Weizenkleie	80
Blumenkohl	300
Brokkoli	130
Sauerkraut	1540
Spinat	350

Überdosierungen

Tritt normalerweise nicht auf

Eine Überdosierung von Vitamin K tritt normalerweise nicht auf. Überhöhte Mengen können jedoch Erbrechen, eine Hämolyse und möglichrweise eine Thrombose hervorrufen.

Vitamin B_1, Thiamin

Vorkommen

Thiamin ist zwar in zahlreichen Lebensmitteln enthalten, jedoch meistens nur in geringer Konzentration. Getreide und Vollkornprodukte (Vollkornbrot und Vollkornbackwaren), Innereien und mageres Schweinefleisch, Nüsse, Hülsenfrüchte und Hefe enthalten hohe Konzentrationen an Thiamin. Ebenfalls noch relativ hohe Konzentrationen finden wir in Weizenkeimlingen, Sonnenblumenkernen, Hafer, Linsen und in unpoliertem Reis. Geringe Konzentrationen sind in Obst, Gemüse und Milchprodukten vorhanden.
Die empfohlene Tagesdosierung beträgt beim Erwachsenen 1,4–1,6 mg. 5 g Hefe enthalten die Hälfte und 100 g Weizen etwa ein Drittel des Tagesbedarfs an Vitamin B_1.

Thiamingehalt einiger Lebensmittel
(mg Thiamin/100 g Ware)

Weizenkeimlinge	2,0
Sonnenblumenkerne	1,9
Hefe	1,3
Schweinefilet	1,1
Haferkorn	0,6
Linsen	0,43
Reis, unpoliert	0,41
Haselnuß	0,4
Scholle	0,21
Schaffleisch	0,18

Biologische Funktion

Bedeutung als Koenzym im Energiestoffwechsel

Thiamin hat eine enorme Bedeutung als sogenanntes Koenzym im Energiestoffwechsel. Besonders der Kohlenhydratstoffwechsel wird bei einem Mangel in Mitleidenschaft gezogen.

Aneurin

Der früher gebräuchliche Name *Aneurin* deutet auf seine Bedeutung für das Nervensystem hin.

Aufgaben

Es ist für die Synthese des Neurotransmitters Acetylcholin wichtig; ebenfalls für die Erhaltung von Nervengewebe, für den Herzmuskel, für ein normales Körperwachstum, für die Energieversorgung und für den Abbau von Pyruvat und Lactat im Blut.

Mangelerscheinungen

Mangelerscheinungen

Aus dem oben Gesagten ergeben sich folgende Mangelerscheinungen:
Gewichtsverlust, Appetitlosigkeit (Anorexie), Herabsetzung der Magensaftsekretion; schon bei kleinsten Anstrengungen kommt es zu Herzbeschwerden; Wadenkrämpfe, Degeneration des Nervensystems mit Reizbarkeit, Konzentrationsstörungen und Depressionen.

Beriberi als Mangelkrankheit

Die typische Vitaminmangelkrankheit ist *Beriberi.* Diese Krankheit führte zur Entdeckung des Thiamin. Und zwar stellte man fest, daß sich die Symptome einstellten, wenn die Betroffenen geschälten Reis aßen. Wenn statt dessen Vollkornreis gegessen wurde, traten die Störungen nicht auf. So entdeckte man, daß in der Außenschicht des Reiskorns Thiamin enthalten ist.

Thiaminmangel bei Alkoholikern

Thiaminmangel kommt oft bei Alkoholikern vor. Durch die unregelmäßige Nahrungsaufnahme und allgemein schlechte Ernährung, verringerter Absorption und erhöhter Ausscheidung über die Niere kommt es zu Mangelsymptomen.

Schwangerschaft

Oftmals ist ein Thiaminmangel mit einem Vitamin-B_6-Mangel verbunden. Auch während der Schwangerschaft kommt es gelegentlich zu einem Vitaminmangel.

Bedarf

Der Bedarf steigt bei erhöhter Stoffwechselaktivität, die z. B. durch schwere körperliche Arbeit oder Fieber bedingt sein kann, und bei Absorptionsstörungen und vermehrter Flüssigkeitszufuhr (und logischerweise Abgabe über die Niere). Auch das Alter, Schwangerschaft und Stillzeit sowie Alkoholmißbrauch beeinflussen den Bedarf.

Überdosierungen

Treten sehr selten auf

Symptome

Überdosierungen treten sehr selten auf. Durch Ernährung ist eine Überdosierung kaum möglich. Nur durch die parenterale Aufnahme von über 500 mg können Symptome wie Schwäche, Schweißausbrüche, Übelkeit, Atemnot, Herzrasen, Hitzegefühl und anaphylaktischer Schock verursacht werden.

Therapeutische Anwendung

Thiaminmangel bei Alzheimer-Patienten

In einer Untersuchung wurde bei einer großen Anzahl von Alzheimer-Patienten ein Thiaminmangel festgestellt. Möglicherweise hat der Thiaminmangel die Gehirnfunktion negativ beeinflußt.

Vitamin B_2, Riboflavin

Vorkommen

Große Verluste bei der Lagerung

Dieses Vitamin ist in der Nahrung weit verbreitet. Besonders reichhaltig ist es in Eiern, Milch, Käse, Fleisch, Getreideprodukten, Leber und Seefischen enthalten. Wie bei allen Vitaminen kommt es bei der Lagerung und Weiterverarbeitung zu großen Verlusten an diesem Vitamin. Bei Erkrankungen des Magen-Darm-Trakts, z. B. bei Durchfällen, kommt es zu einer verminderten Absorption aus dem Darm.

Riboflavingehalt einiger Lebensmittel
(Angaben in mg/100 g)

Schweineleber	3,17
Rinderleber	2,90
Hühnerleber	2,49
Kalbsleber	2,45
Bäckerhefe	2,00
Mandeln	0,92
Weizenkeime	0,72
Camembert	0,45
Edamer	0,35
Magerquark	0,31
Kuhmilch, 3,5 % Fett	0,18
Muttermilch	0,04

Biologische Funktion

Wird in verschiedene Enzyme eingebaut

Riboflavin wird im Organismus in verschiedene Enzyme eingebaut. Eine große Bedeutung hat es in der mitochondrialen Atmungskette, also bei der Energiegewinnung, bei der Atmung (Aufnahme und Transport von Sauerstoff) und beim Stoffwechsel im Auge.

Sorgt für Lichtschutz

Wirkt wachstumsfördernd

Es sorgt für einen Lichtschutz gegenüber kurzwelligem Licht. Im Tierversuch sorgte es für einen Schutz vor Tumoren. Außerdem wirkt es wachstumsfördernd, ist wichtig bei der Immunabwehr und bei der Embryonalentwicklung und sorgt für einen Schutz der Nerven.

Mangelerscheinungen

Es werden folgende Mangelerscheinungen beschrieben: Haut- und Schleimhautveränderungen an Nase, Mund, Zunge, Ohren und Genitalien, die sich durch Rötung, Schuppenbildung, Schmerzen, Jucken und Atrophie (Schwund) bemerkbar machen. Auffällig sind anfangs oft die Einrisse in den Mundwinkeln, brüchige Finger- und Fußnägel sowie Müdigkeit.

Augen: Rötung, Brennen, Tränen, Lichtempfindlichkeit. Chronischer Mangel erhöht das Risiko einer Kataraktbildung.
Schwangerschaft: Embryonalentwicklung, Lippen-Gaumen-Spalte.

Depressionen und Lustlosigkeit

Psychisch können sich Depression und Lustlosigkeit sowie Persönlichkeitsveränderungen bemerkbar machen, sogar wenn Veränderungen der Haut und Schleimhaut noch nicht aufgetreten sind.

Ursachen für Mangelzustände

Bestimmte Medikamente können den Bedarf an Vitamin B_2 erhöhen. Ein hoher Alkoholkonsum kann ebenfalls für einen Mangel verantwortlich sein. Chronische Erkrankungen, Fieber, Krebs, starke Verbrennungen und Verletzungen erhöhen ebenfalls den Bedarf.
Da Riboflavin wichtig für die Aktivierung von Vitamin B_6 und die Umwandlung von Tryptophan zu Niacin ist, sorgt ein Riboflavinmangel auch für ein Mangel an diesen beiden Vitaminen.

Bedarf

Der Bedarf ist von verschiedenen Faktoren abhängig, u. a. vom Alter. Bei Schilddrüsenüberfunktion, Infektionskrankheiten sowie erhöhter Flüssigkeitsaufnahme ist der Bedarf erhöht.
In Deutschland ist bei 10–20 % der Jugendlichen ein Mangel zu verzeichnen.

Antivitamine

Es gibt Stoffe, die eine ähnliche chemische Struktur wie Riboflavin aufweisen und die Verfügbarkeit herabsetzen. Diese Stoffe bezeichnet man als *Antivitamine.*

Keine Überdosierungen bekannt

Beim Menschen sind bisher keine Überdosierungen bekannt geworden. Hohe Dosen führen zu einer unbedenklichen Gelbfärbung des Urins.

Unterstützung der Leber

Durch Riboflavin wird die Leber bei der Entgiftung von schädlichen Substanzen, wie z. B. Pflanzenschutzmitteln und Medikamenten, unterstützt.
Möglicherweise kommt es zu einer Erhöhung der körperlichen Leistungsfähigkeit bei hochdosierten Gaben. Erschöpfungszustände und Müdigkeit gehen zurück. Außerdem ist es gut für die Haut. Bei grauem Star kann die erhöhte Zufuhr, ggf. durch ein Zusatzpräparat, sinnvoll sein.

Vitamin B_6, Pyridoxin

Kommt in fast allen Geweben vor

Pyridoxin kommt in fast allen tierischen und pflanzlichen Geweben vor. Nicht vorhanden ist es in Fetten und Ölen, Zucker und alkoholischen Getränken.

Verfügbarkeit

Erkrankungen des Magen-Darm-Trakts und vermehrte Ausscheidung über den Harn (Diurese) verringern die Verfügbarkeit. Durch die Synthese durch die Darmflora kann die Verfügbarkeit erhöht werden. Kontrazeptiva und andere Medikamente erhöhen den Bedarf an Vitamin B_6.

Biologische Funktionen

An 60 Enzymsystemen beteiligt

Pyridoxin ist an 60 verschiedenen Enzymsystemen des Aminosäuren- und Proteinstoffwechsels beteiligt.

Aminosäuren

Außerdem spielt es eine wichtige Rolle beim Auf-, Um- und Abbau der Aminosäuren. Es fördert die Aminosäureresorption und den -transport in die Zelle und ist beteiligt an der Blutbildung. Durch ein Enzym, für das Pyridoxin wichtig ist, wird *Histidin,* ein Gewebshormon, gebildet. Histidin ist an allergischen Reaktionen des Körpers beteiligt.

Histidin

Geregeltes Zellwachstum

Dopamin

Außerdem ist es wichtig für ein geregeltes Zellwachstum. Auch an der Bildung der Neurotransmitter Dopamin und Serotonin ist Vitamin B_6 beteiligt. Da Dopamin Ausgangsprodukt für die Synthese von Adrenalin und Noradrenalin ist, ist Pyridoxin auch für die Tätigkeit dieser Hormone von Bedeutung. Wir benötigen diese Substanzen für die Reizübertragung im Nervensystem.

Wichtig ist es auch für die Synthese von GABA, einem Neurotransmitter im Zentralnervensystem. Bei einem Mangel fällt die Aktivität drastisch ab, spontane Krämpfe sind die Folge.

Mangel ist selten

Ein Mangel ist relativ selten, da Pyridoxin so weit verbreitet ist.

Mangelsymptome

Folgende Symptome zeigen sich: Appetitlosigkeit, Durchfall, Erbrechen, Schäden an den Nerven mit Ataxie und Paralyse, Anämien, Wachstumsstörungen, Krämpfe, Hautschäden um Augen, Nase und Mund und aufgesprungene Lippen. Depressionen können ausgelöst werden, wenn durch einen Pyridoxinmangel nicht genügend Serotonin gebildet werden kann. Wenn es wieder zugeführt wird, gehen die Depressionen weg.

Bedarf

Der Bedarf ist abhängig von der Eiweißzufuhr in der Nahrung, da es für den Eiweißstoffwechsel benötigt wird. Die empfohlene Tageszufuhr beim Erwachsenen liegt bei 1,6–2 mg täglich.

Vorkommen

Pyridoxin kommt in Hefe, Vollkornprodukten, Weizenkeimen, Kleie, Kartoffeln, Vollmilch und Milchprodukten, Sojabohnen, Gemüse, Melasse, Nüssen, Eidotter und Fleisch und Fisch vor.

Die Hälfte des Tagesbedarfs eines Erwachsenen kann mit etwa 15 g Bierhefe oder mit 25 g Weizenkeimen gedeckt werden. In fast allen Multivitamin- und Nährstoffpräparaten ist Vitamin B_6 enthalten.

Schwangere, Stillende und Säuglinge können Mangelerscheinungen aufweisen.

Überdosierung ist unwahrscheinlich

Eine Überdosierung ist sehr unwahrscheinlich. Selbst wenn die Aufnahme die empfohlene Zufuhr um das 500fache übersteigt, kam es nicht zu Schäden.

Therapeutische Anwendung

Bei den folgenden Gebrechen kann die Anwendung von Vitamin B_6 erfolgversprechend sein:

- Karpaltunnelsyndrom, die Kombination mit Riboflavin B_2 wird empfohlen
- Krämpfe
- prämenstruelles Syndrom (PMS)
- Depressionen

- Asthma
- Übelkeit und Erbrechen, besonders auch während der Schwangerschaft.

Vitamin B_{12}, Cobalamin

Cyanocobalamin

Cobalamin, auch als Cyanocobalamin bezeichnet, ist der einzige Nährstoff, in dem Kobalt vorkommt.

Biosynthese und Vorkommen

Biosynthese

Die Biosynthese dieses Vitamins kann nur von Bakterien und nicht von höheren Pflanzen oder Tieren durchgeführt werden.

Vorkommen

Leber von Kalb und Schwein weisen einen relativ hohen Gehalt an Vitamin B_{12} auf. Auch Makrele, Hering, Seelachs, Camembert, Kartoffeln, Bananen, Linsen, Bierhefe, Spinat, Quark und Milch sind als Cobalaminlieferanten geeignet.

Biologische Funktionen

Aufgaben

Cobalamin ist am Aminosäure- und Fettstoffwechsel beteiligt. Außerdem ist es wichtig für die Resorption und Umwandlung von Folsäure, für die Blutbildung, für die Funktion der Nerven und für die Erhaltung der Markscheide (Myelinscheide), die jeden Nerv umhüllt.

Mangelerscheinungen

Nur in tierischen Produkten enthalten

Vitamin B_{12} ist nur in tierischen Produkten enthalten, pflanzliche Nahrungsmittel enthalten kein Cobalamin. Eine streng vegetarische Kost führt zu einer Mangelernährung.

Magen- und Dünndarm-erkrankungen

Magen- und Dünndarmerkrankungen führen eben-

falls zu einem Vitamin-B_{12}-Mangel. Bei vielen älteren Menschen ist die Sekretion und Funktion des Magens mehr oder weniger gestört. Die verminderte Sekretion des Intrinsic-Faktors verschlechtert die Bioverfügbarkeit, und es kommt zu einem Mangel.
Auch Dünndarmerkrankungen, wie z. B. Morbus Crohn, Divertikulose, chronische Enteritis, aber auch eine chronische Entzündung der Bauchspeicheldrüse verringern die Resorption und führen zu einem Mangel an Cobalamin.

Schwangerschaft und Stillzeit

In Schwangerschaft und Stillzeit ist der Bedarf an Vitamin B_{12} um ein Drittel erhöht. Wenn die Mutter während der Schwangerschaft zuwenig Cobalamin aufnimmt, kommt es bei Mutter und Kind zu einem Cobalaminmangel.

Lebererkrankungen

Lebererkrankungen führen zu einem Mangel, da es zu einer verminderten Produktion des Transportproteines für Vitamin B_{12} kommt.

Alkohol, Rauchen, Medikamente

Ein hoher Alkoholkonsum, Rauchen und bestimmte Medikamente führen zu Mangelerscheinungen. Ferner gibt es genetisch bedingte Absorptionsstörungen und eine genetisch bedingte Störung der Sekretion des Intrinsic-Faktors.

Symptome

Am Zentralnervensystem zeigen sich Aggressivität, Gereiztheit, Gedächtnisstörungen, Verwirrung, Erregungszustände, Psychosen und Depressionen.
Störungen der Nerven machen sich auch durch Taubheit und Kribbeln an Händen und Füßen, unsicheren Gang und schlechter Koordination der Muskulatur bemerkbar. Das Verdauungssystem wird ebenfalls betroffen. Es kommt zu Verstopfung, Appetitlosigkeit und Gewichtsverlust.
Die Anämie macht sich durch Antriebsarmut, Schwächung des Immunsystems und erhöhte Blutungsneigung mit Gerinnungsstörungen bemerkbar.

Überdosierungen

Hypervitaminosen sind nicht aufgetreten, da überhöhte Mengen an Vitamin B_{12} über den Verdauungstrakt ausgeschieden werden. Selbst wenn zur Behandlung der perniziösen Anämie wöchentlich 2 mal 1000 µg injiziert werden, kommt es zu keinen Symptomen.

Bedarf

Der Bedarf liegt bei Jugendlichen und Erwachsenen bei 3–6 µg pro Tag.

Therapeutische Anwendung

Bevor andere Mangelzustände auffällig werden, kann es bereits zu psychischen Störungen kommen. Besonders bei älteren Personen kann Vitamin B_{12} Demenz in Verbindung mit Verwirrungszuständen und Gedächtnisschwund abschwächen.

Demenz bei älteren Menschen

Schmerzen, die durch Herpes oder nach Trigeminusneuralgie entstehen, können durch Vitamin-B_{12}-Gaben gemildert werden. Bei multipler Sklerose und bei Diabetikern, die von Polyneuropathien betroffen sind, kann die Anwendung von Vitamin B_{12} ebenfalls sinnvoll sein.

Schmerzen durch Herpes

Ein hoher Homocysteinspiegel im Blut kann durch Vitamin-B_{12}-Präparate verringert werden, da die Umwandlung in Methionin gefördert wird (siehe Kapitel Homocystein).

Hoher Homocysteinspiegel

Pantothensäure

Der Name leitet sich vom Griechischen pantos = überall ab und deutet darauf hin, daß dieses Vitamin praktisch in allen pflanzlichen und tierischen Lebensmitteln vorkommt und damit die tägliche Zufuhr von 4–7 mg sicherstellt.

Kommt in allen Lebensmitteln vor

Einen hohen Gehalt weisen Leber, Nieren, Eigelb, Hefe, Vollkornprodukte und Hülsenfrüchte auf.

Hoher Gehalt

Pantothensäure ist wasserlöslich und hitzelabil. Durch Garen und Haltbarmachen rechnet man mit Verlusten von bis zu 30 %.

Wasserlöslich und hitzelabil

In Vitaminpräparaten ist es als stabiles Kalziumpantothenat enthalten.

Kalziumpantothenat

Biologische Funktionen

Die aktive Form der Pantothensäure ist das Koenzym A, diese kann man auch als Drehscheibe des Intermediärstoffwechsels bezeichnen, da es der Endpunkt des Kohlenhydrat-, Fett- und Aminosäurenstoffwechsels ist.

Koenzym A

Damit ist es wichtig für die Biosynthese und den Abbau der Fettsäuren, Sterinen und Phospholipide. Außerdem ist es beteiligt am Proteinstoffwechsel, bei der Acetylcholinproduktion, bei der Hämoglobinsynthese und bei der Synthese von Isoprenderivaten, also von Cholesterin, Steroidhormonen, Geschlechtshormonen, Vitamin D usw.

Wichtig für die Biosynthese

Mangelerscheinungen

Mangelerscheinungen treten nur sehr selten auf, da dieses Vitamin sehr verbreitet ist. Sie können als Folgen von chronischen Lebererkrankungen, bei drastischen Diätkuren und bei Alkoholmißbrauch auftreten, sie sind oft vergesellschaftet mit dem Mangel an weiteren Nährstoffen.

Treten selten auf

Folgende Symptome machen sich bemerkbar: Ausbleichen der Haarfarbe, Anämie, Immunschwäche, Taubheit und Brennen in Unterschenkeln und Fußgelenkschmerzen (Burning-Feet-Syndrom), Kopfschmerzen, unsicherer Gang, Müdigkeit, Schlafstörungen, Depressionen.

Symptome

Therapeutische Anwendung

- Zusammen mit anderen Vitaminen der B-Gruppe kann es bei chronischen Entzündungen mit Erfolg angewendet werden.
- Vitamine der B-Gruppe einschließlich Pantothensäure können auch bei Kindern mit Lernstörungen angewandt werden.
- Kalziumpantothenat kann bei Osteo- oder Polyarthritis Gelenkschmerzen und -versteifungen mildern.
- Bei Taubheit und Brennen in den Unterschenkeln und Füßen ist die Anwendung ebenfalls sinnvoll.
- Da Pantothensäure an der Hämoglobinsynthese beteiligt ist, kann es bei einer Anämie hilfreich sein, besonders wenn andere Nährstoffe wirkungslos sind.
- Bei Antriebsschwäche mit schneller Ermüdung ist es ebenfalls hilfreich.

Bedarf

6 mg pro Tag

Der Bedarf bei Jugendlichen und Erwachsenen liegt lt. DGE-Empfehlung bei 6 mg pro Tag. Von einigen Therapeuten werden zur Anwendung jedoch Dosierungen von 100–200 mg empfohlen.

Keine Überdosierungen

Überdosierungen sind nicht bekannt.

Niacin

Nikotinsäureamid Nikotinsäure

Mit Niacin bezeichnet man Nikotinsäureamid und Nikotinsäure.

Pellagra

Ein Mangel verursacht Pellagra (klassische Symptome an Haut, Verdauungstrakt und Nervensystem, meist rauhe kranke Haut), Pigmentierung an Stellen, wo die Haut dem Licht ausgesetzt ist, Hautentzündungen, Entzündungen der Zunge, Durchfälle, Erbrechen sowie Nervenstörungen.

Der Bedarf an Niacin kann durch eine ausreichende Zufuhr der Aminosäure Tryptophan gedeckt werden. So werden 60 mg Tryptophan in der Leber zu 1 mg Niacin umgewandelt.

Tryptophan

Bei Störungen des Tryptophanstoffwechsels, der Hartnup-Krankheit, kommt es zum Niacinmangel.

Vorkommen und Bioverfügbarkeit

In der Natur kommt dieses Vitamin vorwiegend als Nikotinamid vor. Es ist zwar in vielen Nahrungsmitteln enthalten, jedoch jeweils nur in geringer Konzentration (siehe Tabelle unten).

Nikotinamid

Nikotinsäuregehalt einiger Lebensmittel
(in mg/100 g)

Kalbsleber	16,5
Erdnüsse	15,3
Rinderleber	13,6
Hühnerleber	11,6
Sardine	9,7
Makrele	7,7
Rindfleisch	5,1
Weizenkorn	5,1
Gerstenkorn	4,8
Champignons	4,7
Schweinefleisch	4,5
Aprikosen, getrocknet	3,3
Sojakeimlinge	2,7
Erbsen, grüne, gekocht	2,3
Camembert, 45 % Fett im Tr.	1,4

Zur Niacinversorgung ist jedoch nicht nur der Niacingehalt wichtig, sondern auch der Gehalt an der Aminosäure Tryptophan, da diese ja in Niacin umgewandelt werden kann. Milch und Eier enthalten zum Beispiel nur wenig Niacin, haben aber einen hohen Gehalt an Tryptophan.

Tryptophan ist wichtig zur Niacinversorgung

In Getreidearten, wie z. B. Mais, und in Kartoffeln

Niacytinkomplex

liegt Niacin in einer gebundenen Form vor (Niacytinkomplex), so daß es vom Körper nicht aufgenommen werden kann. Einige Indianerstämme Arizonas rösten die Maiskörner traditionell in heißer Asche, wodurch das Niacin aus diesem Komplex freigesetzt wird. Die Ureinwohner Mexikos, wußten aus ihrer Stammesüberlieferung, daß sie die Maiskörner für ihre Tortillas mit Kalkwasser vorbehandeln müssen, um Pellagra zu verhindern. Kalkwasser enthält Kalziumhydroxid, welches Niacin freisetzt und so Pellagra verhindert. In Europa und Nordamerika werden 50 % des erforderlichen Bedarfs aus Fleisch und Fisch gedeckt.

50 % des Bedarfs aus Fleisch und Fisch

Verluste durch Kochen

Durch Kochen wird der Niacingehalt insofern beeinflußt, daß große Mengen des Niacin in das Kochwasser übergehen. 15–25 % des Niacingehalts eines Nahrungsmittels gehen durchschnittlich dadurch verloren. Die Lagerung wirkt sich kaum nachteilig auf den Niacingehalt aus. Die Behandlung mit Alkali kann die Bioverfügbarkeit von Niacin erhöhen, da es aus Niacytinkomplex herausgelöst wird (siehe oben). Eine orale Antibiotikabehandlung kann die Bioverfügbarkeit senken.

Vitamin B_6

Bei einem Vitamin-B_6-Mangel kommt es meist auch zu einem Niacinmangel, da Vitamin B_6 für die Umwandlung von Tryptophan in Niacin notwendig ist.

Biologische Funktionen von Niacin

An 200 Enzymen beteiligt

Niacin ist in seiner aktiven Form an etwa 200 verschiedenen Enzymen beteiligt.

Darüber hinaus ist es unter anderem an folgenden Prozessen beteiligt:

- Reparatur von Genen,
- Blutzuckerregulation,
- Regulation der Fettsäuren im Blut,
- Energieproduktion,
- Gesunderhaltung von Muskeln, Haut, Nervensystem.

Mangelerscheinungen

Niacinmangel führt zu Pellagra, was übersetzt kranke Haut bedeutet. Da eine Niacinsynthese aus Tryptophan möglich ist, tritt ein Mangel erst auf, wenn auch zuwenig Tryptophan aufgenommen wird (Proteinmangelernährung) bzw. wenn der Tryptophanstoffwechsel gestört ist. Bei chronischem Alkoholmißbrauch konnte ein Niacinmangel ebenfalls diagnostiziert werden.

Pellagra

Alkoholmißbrauch

Wie oben schon erwähnt, ist ein Niacinmangel auch oft mit einem Mangel an Pyridoxin (Vitamin B_6) vergesellschaftet. Gleiches gilt für Riboflavin. Daher nimmt man an, daß Riboflavin auch eine Rolle im Tryptophan-Niacin-Stoffwechsel spielt. Einige Symptome der Pellagra, wie Entzündungen der Mundschleimhaut und Entzündung der Zunge, sind eventuell auf Riboflavinmangel zurückzuführen.

Riboflavin

Therapeutische Anwendung

Niacin wird bei einer Reihe von Krankheiten mit viel Erfolg eingesetzt. Relativ hohe Dosierungen werden zur Behandlung von Kreislaufstörungen, bei Anämien, Asthma, Bluthochdruck, Arthritis und Hauterkrankungen eingesetzt.

Kreislaufstörungen, Anämien, Asthma, Bluthochdruck

Da es den Cholesterinspiegel senkt, wird es bei Arteriosklerose eingesetzt. Außerdem kann es bei Fettstoffwechselstörungen mit Erfolg angewandt werden. Bei der Behandlung der Hyperlipoproteinämie Typ II wird es ebenfalls in hohen Dosierungen verwandt.

Senkt den Cholesterinspiegel

Wegen seiner positiven Wirkung bei Durchfall und bei psychischen Störungen wird es auch bei Schizophrenie und bei der Behandlung von Sprue eingesetzt.

Schizophrenie

Sprue

Bedarf

Der Bedarf ist abhängig von der Menge und Art der aufgenommenen Proteine. Wenn eine der essentiellen

Von Proteinen abhängig

Aminosäuren in der Nahrung fehlt, wird nicht so viel Protein aufgebaut. Aus dem übriggebliebenen Tryptophan kann nun quasi Niacin gebildet werden.

Erhöhter Bedarf

Außerdem besteht ein erhöhter Bedarf bei fieberhaften Erkrankungen, bei Verdauungsstörungen, bei starker sportlicher Betätigung und schwerer körperlicher Arbeit und während des Wachstums. Auch bei Alkoholikern besteht, wie schon angesprochen, ein erhöhter Bedarf.

Tageszufuhr

Die empfohlene Tageszufuhr beträgt beim Erwachsenen 9–20 mg, bei Schwangeren 12–16 mg und bei stillenden Müttern 16–19 mg.
Bei der therapeutischen Anwendung wird Niacin teilweise in sehr hohen Dosierungen eingesetzt. Selbst bei Dosierungen von 3000 mg und darüber kommt es zu keinen toxischen Nebenwirkungen.

Biotin

Vorkommen

Biotin kommt in Gemüse, Milch, Hefe, Eidotter, Getreide und Fleisch vor. Es kann aus keimenden Samen gewonnen werden und wird beim Mensch durch Mikroorganismen gebildet.

Biotingehalt einiger Nahrungsmittel
(in mg/100 g)

Leber (Hammel)	130
Leber (Kalb)	75
Sojabohnen, getrocknet	60
Erdnüsse	34
Bäckerhefe	33
Leber (Schwein)	27
Vollei	25
Haferflocken	20
Weizenkeime	17
Bohnen, grüne	7,0
Spinat	6,9

Möhren, roh	5
Tomaten	4,9
Rindfleisch	4,6
Heringe	4,5
Kuhmilch, 3,5% Fett	3,5

Bioverfügbarkeit Die verfügbare Menge an Biotin kann durch die Mikroorganismen im Darm erhöht werden. Da die physiologische Darmflora jedoch bei einer Therapie mit Antibiotika geschädigt wird, sollte nach solch einer Behandlung unbedingt eine Symbioselenkung durchgeführt werden, um die physiologische Darmflora wieder zu regenerieren, die auch für Synthese anderer Vitamine (z. B. Vitamin K) wichtig ist.

Antibiotika

Symbioselenkung

Antivitamin Auch für Biotin gibt es ein Antivitamin. In rohen Eiern ist in größerer Konzentration das Glykoprotein Avidin enthalten. Dieses verbindet sich mit Biotin zu einem Komplex, der auch im Magen Darm-Trakt nicht aufgespalten werden kann und die Nutzung von Biotin verhindert. Avidin verliert jedoch seine Aktivität, wenn es längere Zeit bei einer Temperatur von über 100 °C erhitzt wird.

Avidin

Aufgaben Biotin ist als Koenzym am Auf- und Abbau von Fettsäuren, am Abbau von Aminosäuren und am Aufbau von Glukose unter anderem aus Aminosäuren (Glukoneogenese) beteiligt. Diese Funktion ist bei einer Vielzahl von biochemischen Prozessen wichtig, sowohl bei Syntheseprozesssen als auch bei Abbau verschiedener Produkte.

Außerdem ist es wichtig für das Wachstum, für die Erhaltung von Blutzellen und Nervengewebe. Aufgrund seiner Bedeutung für die Talgdrüsen und somit für Haut und Haare ist es häufig in Kosmetika enthalten.

Mangelsymptome Folgende Mangelsymptome machen sich bemerkbar: Hautveränderungen (Dermatitis) und Haarausfall, Muskelschmerzen, Müdigkeit, Appetitlosigkeit, Übelkeit, Hyperästhesien, Parästhesien (siehe Glossar), Abnahme des Hämoglobinwertes im Blut, erhöhte Infektanfälligkeit

Bedarf Der Bedarf an Biotin liegt bei 30–60 µg pro Tag und wird beim gesunden Menschen durch die Darmflora gebildet. Besonders bei Haarausfall wird es therapeutisch eingesetzt. Der Bereich für therapeutische

Therapeutische Dosierungen

Dosierungen liegt bei 100–200 μg pro Tag. Überdosierungen von Biotin sind bisher nicht bekannt geworden.

Folsäure

Vorkommen

Wie der Namen schon andeutet (folium = das Blatt), ist grünes Blattgemüse eine sehr gute Folsäurequelle. Außerdem ist Folsäure noch reichhaltig in Leber, Nieren und Hefe enthalten.
Auch Folsäure wird zum Teil von den Mikroorganismen unserer physiologischen Darmflora gebildet. Da

Nur geringe Mengen werden gespeichert

der Körper nur geringe Mengen an Folsäure speichert, kann eine folsäurearme Ernährung schon innerhalb einiger Wochen zu Mangelsymptomen führen.

Folsäuregehalt einiger Nahrungsmittel
(Angaben als μg Folsäureäquivalent/100 g Ware)

Bäckerhefe	930
Weizenkeime	271
Spinat, roh	134
Endivie, roh	116
Leber (Schwein)	108
Sojabohnen	94
Rote Beete, roh	74
Wirsingkohl, roh	66
Vollei	50
Roggenvollkornmehl	40
Blumenkohl	36
Kopfsalat	35
Orangen	35
Weizenvollkornbrot	33
Weißbrot	18

Reis, unpoliert	13
Kabeljau	9
Kuhmilch, 3,5 % Fett	5
Frauenmilch	3

Folsäure ist sehr empfindlich gegenüber Hitze und Sauerstoff. Der Folsäuregehalt wird durch Lagerung und Aufwärmen beträchtlich verringert. Antioxidanzien wie Vitamin C scheinen die Folsäure vor der Oxidation durch Sauerstoff zu schützen. Die Faktoren sind noch nicht im einzelnen geklärt. Da Folsäure wasserlöslich ist, sinkt außerdem der Gehalt durch Abgießen des Kochwassers nochmals deutlich.

Hitzeempfindlich

Lagerung

Antioxidanzien

Wasserlöslich

Aus Blattsalat, Eiern, Orangen, Weizenkeimen ist die Verfügbarkeit für den menschlichen Organismus gering; aus Leber, Bierhefe, Bananen und Limabohnen liegt die Verfügbarkeit zwischen 50 und 96 % und ist somit relativ hoch.

Bioverfügbarkeit

Durch die Gabe von Sulfonamiden wird die Verfügbarkeit von Folsäure erniedrigt. Auch andere Medikamente beeinflussen den Folsäurestatus. Medikamente gegen epileptische Anfälle (Antikonvulsiva) und Malaria und auch orale Verhütungsmittel (»die Pille«) hemmen die Verfügbarkeit. Außerdem gibt es Substanzen mit Antivitaminwirkung.

Medikamente beeinflussen den Folsäurestatus

Biochemisch gesehen übertragen die Koenzyme, an denen Folsäure beteiligt ist, C1-Kohlenstoffeinheiten. Diese Kohlenstoffeinheiten stammen aus Serin und Histidin (Aminosäuren) und sind ineinander überführbar. Folsäure ist wichtig für die Entgiftung von Homocystein, einer schädlichen Aminosäure. Außerdem ist es wichtig für die Synthese einer Reihe anderer Verbindungen.

C1-Kohlenstoffeinheiten

Ein Folsäuremangel löst beim Fötus Entwicklungsstörungen des Zentralnervensystems, sog. Neuralrohrdefekte, aus.

Folsäuremangel

Aufgrund seiner Bedeutung für die Synthese von DNS und damit für die Zellteilung sind alle stoffwechselaktiven Gewebe zuerst betroffen. Das betrifft besonders die Schleimhäute von Darmwand und Lunge und die Blutzellen.

Folsäuremangel erhöht Herzinfarktrisiko

An einer Studie mit über 5000 Patienten stellten Wissenschaftler fest, daß ein niedriger Folsäure-Blutspiegel das Herzinfarktrisiko um fast 70 % erhöht. Dies ist um so interessanter, da auch in Deutschland bei über 90 % der Erwachsenen ein Mangel an diesem Vitamin vorliegt.

Symptome

Folsäuremangel tritt weltweit auf. Zuerst macht er sich an den Geweben mit hoher Zellteilungsrate bemerkbar. Da Folsäure für die Synthese von Thymidin (Basismittel der Erbsubstanz) wichtig ist, kann ohne Folsäure kein Thymidin und somit auch keine DNS gebildet werden; die Zellteilung ist unmöglich.

Die blutbildenden Zellen des Knochenmarks haben eine hohe Teilungsrate, daher ist ein Folsäuremangel schon in einem frühen Stadium am Blutbild erkennbar. Es kommt zur *hyperchromen makrozytären Anämie.*

Die Symptomatik ähnelt einem Mangel an Eisen oder Vitamin B_{12}.

Allgemeine Störung des Aminosäurestoffwechsels

Ein längerdauernder Mangel führt zu einer allgemeinen Störung des Aminosäurestoffwechsels und auch des Phospholipidstoffwechsels, da die Cholinbiosynthese betroffen ist.

Mangelsymptome beim Menschen:
Megaloblastenanämie, Epithelzellen (Schleimhaut) von Lunge, Uterus, Zervix, Bronchien und Blase sind betroffen; Sterilität bei Mann und Frau; Hautverfärbungen.

Mögliche Mangelerscheinungen:
Schwangerschaftsabnormalitäten, Wachstumseinschränkung bei Kindern, neurologische Störungen, wie Reizbarkeit, Antriebsschwäche, Konzentrationsstörungen und Depressionen.

Ursachen für den Mangel

Ursachen für einen Folsäuremangel sind außer dem ernährungsbedingten Mangel noch Rauchen, tropische Sprue, in der Wachstumsphase, Schwangerschaft, Alkoholismus, Medikamente wie Antikonvulsiva und Zytostatika und Folsäureantagonisten. Auch chronischer Eisenmangel kann zu einem Folsäuremangel führen.

Therapeutische Anwendung

Vorbeugung gegen Herzinfarkt, Schlaganfall, Dickdarmkrebs und angeborene Defekte.

Folsäuremangel beim Neugeborenen

Folsäuremangel führt beim Neugeborenen zu den Neuralrohrdefekten (Spina bifida: Spaltbildung der Wirbelsäule) oder Anenzephalie (vollständiges oder teilweises Fehlen des Gehirns), außerdem zu Gaumenspalte und Anomalien von Herz oder Gliedmaßen. Ein Teil dieser Mißbildungen ließe sich nach Forschungsergebnissen verhindern, wenn die werdenden Mütter während der Schwangerschaft ihre Folsäureaufnahme erhöhen würden.

Schutz vor Arteriosklerose

Folsäure schützt vor Arterienverkalkung (Arteriosklerose), da es den Blutspiegel von Homocystein senkt. Die positiven Effekte von Folsäure werden über eine Senkung des Blutspiegels von Homocystein erreicht. Diese Aminosäure schädigt die Innenwände der Gefäße und löst somit Arteriosklerose aus.

Verminderte Aktivität der Immunabwehr

Ein Folsäuremangel führt auch zu einer verminderten Aktivität der Immunabwehr, da nicht mehr alle benötigten Zellen gebildet werden können. Folsäure schützt somit vor Infektionskrankheiten und Krebs. Es wurde festgestellt, daß Folsäure mit Vitamin B_{12} bestimmte Krebsvorläuferzellen von Rauchern verringern kann und somit vor Lungenkrebs schützt.

Überdosierungen

Durch hohe Dosen von 15 mg kam es zu Verdauungsstörungen, Schlafstörungen und neurologischen Störungen. Hohe Dosen steigern auch den Blutdruck. Auch Nierenschädigungen können bei erhöhten Dosierungen eintreten.

Bedarf

Der Bedarf beträgt lt. Empfehlung der DGE für Jugendliche und Erwachsene 400 µg Folsäure-Äquivalent pro Tag und bei Schwangeren 600 µg. Die Folsäure sollte zusammen mit Vitamin B_6 und Vitamin B_{12} eingenommen werden.

Rauchen

Risikofaktor für viele Krankheiten Ein wichtiger Risikofaktor für viele Krankheiten ist Rauchen. Raucher haben ein erhöhtes Risiko für Arteriosklerose, Venenleiden, Herz-Kreislauf-Erkrankungen und für verschiedene Krebsarten. Rauchen schwächt außerdem das Immunsystem, wodurch auch Erkältungskrankheiten, Entzündungen, Krebs usw. Vorschub geleistet wird.

Zigarettenrauch Für die schädlichen Wirkungen des Rauchens gibt es einige physiologische Gründe. Zigarettenrauch enthält mehrere tausend unterschiedliche chemische Substanzen, deren genaue Wirkungen letztlich noch gar nicht bekannt sind. ***Quelle für freie Radikale*** Außerdem ist Rauchen eine Quelle für die freien Radikale. Bei jedem Zug werden Millionen dieser extrem gesundheitsschädlichen Stoffe freigesetzt und die Lunge des Rauchers damit sozusagen bombardiert. ***Antioxidanzien*** Um diese freien Radikale unschädlich zu machen, werden große Mengen Vitamin C und andere Antioxidanzien verbraucht. Dies sind Substanzen, die die freien Radikale unschädlich machen können, also besonders Vitamin E, Vitamin C und Betakarotin.

Vitamin-C-Bedarf von Rauchern Die Deutsche Gesellschaft für Ernährung hat diesem Umstand Rechnung getragen, indem sie die Empfehlungen für die Vitamin-C-Aufnahme von Rauchern um 10 mg pro Tag erhöht hat.

Der normale Tagesbedarf (nicht die oft gewünschte therapeutische Menge) beträgt beim Erwachsenen 40–75 mg, beim Raucher eben 85 mg.

Erkrankungen durch freie Radikale Die beim Rauchen freigesetzten freien Radikale werden für zahlreiche Erkrankungen verantwortlich gemacht, u. a. für Alzheimer, Parkinson, grauen Star, multiple Sklerose, Rheuma, Entzündungen. Außerdem verursachen sie Schäden am Erbgut der Zellen. Dadurch können sich Krebszellen bilden, die schließlich zu einem Tumor führen können. Dabei wird durch Rauchen nicht nur das Risiko für Lungenkrebs, sondern auch für viele andere Krebsarten (z. B. Magen- und Darmkrebs) erhöht.

Rauchen beeinflußt die Blutfette

Außerdem beeinflußt Rauchen auch die Blutfette. Leider werden gerade die erwünschten HDL-Cholesterinwerte gesenkt und die unerwünschten LDL-Cholesterinwerte erhöht. Daher ist Rauchen ein wichtiger Risikofaktor für Arteriosklerose und damit für Durchblutungsstörungen, Schlaganfall und Herzinfarkt.

Rauchen behindert die Durchblutung

Adrenalin und Noradrenalin werden freigesetzt

Durch Rauchen werden die Streßhormone Adrenalin und Noradrenalin freigesetzt. Es passiert das gleiche, als wenn man unter Dauerstreß steht. Diese Hormone sorgen nämlich unter anderem für eine Verengung der Blutgefäße. Damit trotzdem genug Blut gepumpt und der Körper mit genügend Sauerstoff versorgt werden kann, muß sich der Blutdruck erhöhen.

Bluthochdruck

Es kommt zum Bluthochdruck. Auf die Dauer wird dadurch die Elastizität der Gefäße verringert, was wiederum die Arteriosklerose und damit den Blutdruck erhöht: Ein Teufelskreis entsteht. Nierenschäden, Schlaganfall und Herzleiden sind die Folge.

Kohlenmonoxid

Das im Zigarettenrauch enthaltene Kohlenmonoxid ist aufgrund seiner größeren Affinität in der Lage, Sauerstoff vom Hämoglobin der roten Blutkörperchen zu verdrängen. Da das Blut nun vermehrt Kohlenmonoxid und weniger Sauerstoff transportiert, kommt

Sauerstoffmangel

es zu einem Sauerstoffmangel. Um dem entgegenzusteuern, werden vermehrt rote Blutkörperchen produziert. Durch die erhöhte Anzahl von Blutkörperchen wird das Blut dickflüssiger. Diese Bluteindickung bringt allerdings zwangsläufig verschlechterte Fließeigenschaften mit sich. Das Blut fließt langsamer, und es kommt zu einer Blutstauung in den kleinen Blutgefäßen. Dies führt zu Durchblutungsstörungen und zu einer Steigerung des Thromboserisikos.

Verschlimmert wird dies noch, da Rauchen auch die Tendenz der roten Blutkörperchen und der Blutplättchen erhöht, sich zusammenzuballen, und ihre Beweglichkeit verringert.

Fibrinogengehalt steigt

Im Blut steigt der Fibrinogengehalt, die Vorstufe des Gerinnungsfaktors Fibrin. Fibrinogen erhöht ebenfalls die Viskosität und die Gerinnungsbereitschaft des Blutes. Damit wird das Risiko für Lungenembolien, Herzinfarkt, Schlaganfall und Durchblutungsstörungen der Beine drastisch erhöht.

Zigarrenrauch

Beim Zigarrenrauch ist das etwas anderes. Zigarren werden meistens nicht über die Lunge inhaliert, und Zigarrenraucher rauchen doch wesentlich weniger als Zigarettenraucher. Zigarrenraucher sind meist Genußraucher.

Schlechtere Gehirndurchblutung

Die verringerten Fließeigenschaften des Blutes sind vermutlich auch der Grund, weshalb Raucher im Gegensatz zu Nichtrauchern eine verschlechterte Gehirndurchblutung aufweisen. Dadurch wird das Schlaganfallrisiko eklatant vergrößert.

Folgeschäden des Rauchens verbessern sich, wenn man aufhört

Tröstlich ist vielleicht, daß sich die verschlechterte Gehirndurchblutung und auch einige andere Folgeschäden des Rauchens wieder verbessern, wenn man mit dem Rauchen aufhört. Experten schätzen, daß das Krebsrisiko nach 10 Jahren Abstinenz wieder fast so gering ist, wie das von jemandem, der noch nicht geraucht hat. Dies sollte doch Mut machen, im Interesse seiner Gesundheit mit dem Rauchen aufzuhören!

Rauchen dämpft das Hungergefühl

Wie jeder Raucher bestätigen kann, dämpft Rauchen das Hungergefühl. Wenn man weniger ißt, fehlen dem Körper oft die für die ganz normalen Stoffwechselvorgänge benötigten Stoffe, also Kohlenhydrate, Fette, Eiweiße, Mineralstoffe, Spurenelemente und Vitamine.

Wenn diese Nährstoffe nicht mehr genügend aufgenommen werden, können die Stoffwechselvorgänge nicht mehr normal ablaufen. Auch die Tätigkeit des Immunsystems ist solch ein Stoffwechselvorgang. Wenn bestimmte Nährstoffe fehlen, kann das Immunsystem nicht mehr ausreichend arbeiten, also nicht mehr genügend Immunzellen und Antikörper bilden. Wenn die geregelte Tätigkeit des Immunsystems jedoch gestört ist, kann es seine Funktion nur unzureichend wahrnehmen. Das heißt, es ist nicht mehr in der Lage, alle gefährlichen Mikroorganismen oder entstehende Krebszellen rechtzeitig zu eliminieren. Dadurch kann es zu vielen unterschiedlichen Krankheiten und u.a. auch zu einer Tumorerkrankung kommen.

Immunsystem

Rauchern sind Multivitamin- und Nährstoffpräparate, eine Antioxidanzienmischung und hochdosiert Vitamin C zu empfehlen; aus der Burgerstein-Switamin-Reihe wären das Cela, AntiOx und Natural VitC 1000 Time release.

Empfohlene Präparate

Alkoholmißbrauch

Regelmäßiger Alkoholgenuß

Gegen einen maßvollen regelmäßigen Alkoholgenuß ist eigentlich nichts einzuwenden. Oftmals werden 1 bis 2 Gläser Rotwein am Tag sogar als gesund eingestuft. Allerdings ist die Grenze zwischen gesundheitsfördernder Wirkung und gesundheitsschädlicher Wirkung sehr scharf abgegrenzt. Schon mehr als 2 Gläser Wein pro Tag können Gesundheitsschäden verursachen.

Frauen sind empfindlicher

Frauen sind gegenüber Alkohol empfindlicher als Männer.

Wenn Alkohol regelmäßig in größeren Mengen konsumiert wird, führt dies zu ernstzunehmenden Gesundheitsschäden. Außerdem werden etwa 10 % der

Sinkende Lebenserwartung

Alkoholkonsumenten körperlich abhängig. Die Lebenserwartung sinkt bei Alkoholikern um 10–15 Jahre.

Höchstgrenzen

Man geht heute davon aus, daß eine Gefahr für die Gesundheit besteht, wenn Frauen pro Tag mehr als 20 g und Männer über 60 g Alkohol aufnehmen. Zur Orientierung: 50 g Alkohol sind in etwa in 1 Liter Bier oder in ½ Liter Wein enthalten.

Zu viel Alkohol!

Abgesehen von seinen vielen anderen schädlichen biochemischen Wirkungen hat auch Alkohol einen ähnlich schädigenden Einfluß wie das Rauchen. Auch

Alkohol reduziert das Hungergefühl

der Alkoholkonsum reduziert das Hungergefühl. Alkohol hat einen sehr hohen Brennwert, ist also sehr kalorienreich. Das heißt, wenn man Alkohol trinkt, sinkt der Hunger. Das Problem ist ähnlich wie oben schon angesprochen. Zwar ist Alkohol kalorienreich, es handelt sich aber – ähnlich wie beim Haushaltszucker – um leere Kalorien. Denn außer Kalorien werden dem Körper mit Alkohol keine lebenswichtigen Nährstoffe, also keine Vitamine, Eiweiße, Mineralstoffe usw. zugeführt.

Alkohol hat leere Kalorien

Keine lebenswichtigen Nährstoffe

Die Relation von Energiegehalt zu wichtigen Nährstoffen (Nährstoffrelation) ist sehr ungünstig. Würde man einen Apfel essen, so würde man zwar auch einige Kalorien aufnehmen. Man hätte allerdings dabei auch viele Vitamine, Mineralstoffe, Spurenelemente und Ballaststoffe zu sich genommen. Dies wäre besser. Da für den Abbau von Alkohol mehr Vitamine verbraucht werden, als in ihm enthalten sind (und das sind sowieso nur Spuren), gilt Alkohol als Vitaminkiller.

Geringe Nährstoffrelation

Vitaminkiller

Auf die Dauer führt Alkoholabusus (abgesehen von den Folgen Ketonämie, Leberverfettung, Leberzirrhose) also auch dazu, daß es, so unwahrscheinlich es klingt, zur Mangelernährung an bestimmten Nährstoffen kommt. Das typische Erscheinungsbild eines Alkoholikers ist die Folge: dicker »Bier«-bauch, aber sehr dünne Arme und Beine usw. Der Bauch entsteht, weil ja genug Fett eingelagert werden kann, es sind ja genug Kalorien da. Die dünnen Arme und noch zahlreiche weitere Mangelerscheinungen bilden sich, weil lebenswichtige Stoffwechselprozesse nicht stattfinden können, da die benötigten Nährstoffe fehlen. Wenn man Alkohol trinkt, bleibt leider die gesunde Ernährung auf der Strecke, was schließlich zu den schon angesprochenen Folgen führt. Die verschiedensten Krankheiten werden begünstigt.

Mangelernährung

Bierbauch

Wenn jemand abnehmen will, so sollte er also unbedingt zuallererst die völlig unnützen Kalorien aus Alkohol einsparen. Ein Vergleich des Kaloriengehalts von Schokolade (etwa 500 kcal pro 100 g) und alkoholhaltigen Getränken (Bier etwa 45 kcal pro 100 g, Wein etwa 70 kcal pro 100 g) zeigt, daß ein Bier- oder Weintrinker leicht zu viele Kalorien zu sich nimmt. Ein Viertel Wein enthält soviel Kalorien wie eine halbe Tafel Schokolade.

Leberverfettung und Leberzirrhose

Da Alkohol in der Leber abgebaut werden muß, werden wichtige Kapazitäten belegt, und es kommt zur Leberverfettung und anschließender Leberzirrhose. Die Leber kann sich dann weniger mit dem Abbau von gesundheitsschädlichen Stoffen aus der Nahrung, aus dem Trinkwasser und von Medikamenten beschäftigen. Leberschäden führen bei den Betroffenen auch zu einer Fehlregulation des Blutzuckers. Es kommt zu einem erniedrigten Blutzuckerspiegel (Hypoglykämie), der bei den Betroffenen zu Müdigkeit, Reizbarkeit und Konzentrationsschwäche führt.

Fehlregulation des Blutzuckers

Rauchen und Alkoholkonsum sind als wichtige Risikofaktoren für zahlreiche Krankheiten verantwortlich. Sowohl Herz-Kreislauf-Erkrankungen als auch alle Krebserkrankungen sind bei Rauchern häufiger (nicht nur Lungenkrebs).

Symptome

Zuerst stellen sich leichte Symptome ein, wie Antriebsschwäche, Depressionen, Haarausfall, Hautschäden, schlecht heilende Wunden usw. Folgeschäden sind Durchblutungsstörungen, häufige Infektionen, Krebserkrankungen. Spätfolgen sind Schlaganfall, Lungenembolie, Herzinfarkt, Krebs und Leberzirrhose.

Empfohlene Präparate

Da Alkohol als Vitaminkiller gilt, ist bei regelmäßigem Alkoholgenuß ein Mulitvitamin- und Mineralstoffpräparat in Verbindung mit einer Antioxidanzienmischung sehr empfehlenwert.

Alkohol in der Schwangerschaft

Schwerste Anomalien beim Säugling

Schwangere sollten auf Alkohol verzichten!

Alkohol kann aufgrund seiner fruchtschädigenden (teratogenen) Eigenschaften beim Säugling zu schwersten Anomalien führen. Da niemand genau sagen kann, ab welcher Menge es zu den Mißbildungen kommen kann, sollten Schwangere unbedingt ganz auf den Alkohol verzichten.

Antioxidanzien – Schutz gegen freie Radikale

Sauerstoff ist die Ausgangssubstanz für freie Radikale

Sauerstoff ist die Ausgangssubstanz für freie Radikale. Abgesehen von der lebenswichtigen Bedeutung des Sauerstoffs kann ein Zuviel an Sauerstoff nämlich auch negative Auswirkungen haben. Einerseits kann es durch einen zu hohen Sauerstoffdruck in der Atemluft zu einer regelrechten Sauerstoffvergiftung kommen. Andererseits können aus Sauerstoff auch sehr reaktionsfähige, gesundheitsschädigende Verbindungen entstehen, die *freien Radikalen.*

Entstehung der freien Radikalen

Freie Radikale entstehen durch die Aufspaltung einer Elektronenpaarbindung. Die übriggebliebenen Partner haben ungepaarte, einzelne Elektronen in ihrer äußeren Hülle. Sauerstoff ist jedoch, wenn es ein ungepaartes Elektron hat, sehr reaktionsfreudig und versucht sofort, wieder eine Verbindung einzugehen. Dabei ist Sauerstoff sehr aggressiv und ziemlich flexibel in der Wahl seiner Reaktionspartner. In dem Moment, in dem Sauerstoff ein einzelnes, ungepaartes Elektron in seiner äußeren Hülle hat – man bezeichnet es als freies Radikal –, sucht er sofort wieder nach einem Elektron, welches sich mit seinem freien Elektron verbindet.

Sauerstoff versucht sofort, ein freies Radikal aus seiner Umgebung an sich zu reißen. Dabei zerstört es die Moleküle, denen es dieses Elektron abnimmt. Die angegriffenen Moleküle haben nun ihrerseits ein freies Elektron und entreißen nun ebenfalls einem anderen Stoff in der Umgebung ein ungepaartes Elektron. Es entsteht eine Kettenreaktion, die sich sich nun so lange fortsetzt, bis sie auf einen Radikalfänger trifft, also ein Atom, das auch mit einem ungepaarten Elektron zufrieden ist. Das ist allerdings sehr selten, so daß sich die Kettenreaktion sehr lange fortsetzt und dabei unwillkürlich bis zu 1000 weitere Moleküle verändert und geschädigt werden.

Radikalfänger

Dieser Reaktionsmechanismus ist der Grund dafür, daß freie Radikale so großen Schaden anrichten können und für die Entstehung einer Vielzahl von Krankheiten verantwortlich sind.

Woher kommen freie Radikale?

Man unterscheidet zwischen den Radikalen, die im Körper entstehen, und denen, die von außen kommen.

Endogene Quellen

Die wichtigsten endogenen Quellen für freie Radikale stellen die Atmungskette und die Immunabwehr dar. Einige Prozent des in der Atmungskette verstoffwechselten Sauerstoffs fallen als freie Radikale an. Verschiedene Zellen unseres Immunsystems produzieren freie Radikale zur Inaktivierung von Mikroorganismen. Sie werden im Rahmen der Immunantwort als Waffe gegen die Krankheitserreger eingesetzt. Auch durch Streß, chronische Krankheiten und bei körperlichen Höchstleistungen kommt es zu einer übermäßigen Radikalbelastung.

Exogene Quellen

Die Umweltbedingungen, die den menschlichen Organismus von außen mit freien Radikalen belasten, sind sehr zahlreich. Diese Faktoren wirken entweder selbst als freie Radikale oder verursachen deren Bildung (z. B. elektromagnetische Strahlung):

- Rauchen
- Alkoholkonsum
- Ozonbelastung
- Medikamenteneinnahme
- Strahlenbelastung
- Asbest und ähnliche Fasern
- ultraviolette Strahlung

- Pestizide und andere chemische Schadstoffe
- Dioxine
- Methan
- Lösungsmittel, Wohngifte
- Schwermetalle
- natürliches Radon
- mit Pestiziden und Schwermetallen verschmutztes Trinkwasser
- Luftverschmutzung: Industrie- und Autoabgase, Stickoxide, Kohlenwasserstoffe, Schwefeldioxid, Dieselrußpartikel, Aerosole, Stäube
- medizinische Diagnostik (Röntgenstrahlen und Gammastrahlen)

Zusammenstellung aus: Voges, S.: Freie Radikale gegen Antioxidanzien, Jopp Verlag, Wiesbaden, 1997.

Krankheiten, an deren Entstehungsprozeß freie Radikale und hochreaktive Sauerstoffverbindungen beteiligt sind

Es gibt eine Vielzahl von Krankheiten, die mit der Wirkung von freien Radikalen in Zusammenhang gebracht werden. Die folgende Tabelle zeigt eine Auswahl:

- allgemein: Alterungsprozesse
- Arteriosklerose
- chronische Polyarthritis
- Entzündungsreaktionen
- hämolytische Anämien
- Hauterkrankungen (UV-Schäden)
- Immunschwäche
- grauer Star (Katarakt)
- Krebs
- Leberschäden
- Lungenerkrankungen
- Morbus Alzheimer
- Morbus Parkinson
- multiple Sklerose
- neurologische Störungen
- Pankreatitis

- Rheuma
- Strahlenschäden
- umweltbedingte Erkrankungen

Manche der oben genannten Krankheiten haben mehrere Ursachen. Bei einem Teil der aufgeführten Krankheiten steht die Forschung noch am Anfang, und es sind noch weitere wissenschaftliche Untersuchungen nötig, um den Einfluß von freien Radikalen abzusichern.

Schädigung des Zellstoffwechsels

Freie Radikale schädigen den Zellstoffwechsel auf vielfache Weise. Besonders kritisch ist ihr Einfluß auf die Erbsubstanz. Wenn freie Radikale die DNS angreifen, kommt es zu Veränderungen der Gene, die Erbanlagen werden geschädigt.

Schädigung der Erbanlagen

Dies führt zu willkürlichen Mutationen, die zu vielfältigen Störungen führen können. Die Zelle kann sich nicht mehr teilen. Damit können sich Organe nicht mehr genügend regenerieren und verlieren ihre Leistungs- und Funktionsfähigkeit. Wenn es an bestimmten Stellen der Erbsubstanz zu Schädigungen kommt, kann es u. U. auch zu Krebs kommen. Die Zellen transformieren sich zu Krebszellen und teilen sich unkontrolliert.

Welche Schutzmöglichkeiten gibt es?

Dem schädlichen Einfluß der freien Radikale stehen glücklicherweise Schutzmechanismen gegenüber. Einerseits gibt es die körpereigenen Radikalabwehrmechanismen (besonders Enzyme) und andererseits die Antioxidanzien, besonders die Vitamine C, E und Betakarotin.

Enzyme wandeln freie Radikale in unschädliche Substanzen um

Zu den körpereigenen, antioxidativ wirkenden Substanzen gehören in erster Linie die Enzyme Superoxid-Dismutase (SOD), die Katalase und die Glutathion-Peroxidase, die die freien Radikale in unschädliche Substanzen umwandeln und so unschädlich machen.

Zu den nichtenzymatischen antioxidativen Schutzmechanismen gehören besonders auch die Vitamine

C, Vitamin E und das Provitamin A Betakarotin. Sie wirken innerhalb der Zellen. Karotinoide sind Vorstufen von Vitamin A. Sie können direkt mit zahlreichen Radikalen reagieren und betätigen sich so als Radikalfänger.

Vitamin C, E und Betakarotin

Die Hauptaufgabe von Vitamin E ist der Schutz der Zellmembranen.

Hauptaufgabe von Vitamin E

Wenn die Produktion von freien Radikalen einer genügenden Anzahl von Antioxidanzien gegenübersteht, also ein Gleichgewicht vorhanden ist, und alle entstehenden Radikale durch die Schutzmechanismen entschärft werden, kommt es zu keinen Schädigungen. Man kann jedoch davon ausgehen, daß das Gleichgewicht heutzutage gestört ist.

> Die Radikalbelastung ist durch Umweltverschmutzung und durch eine falsche Ernährung erhöht, es entstehen mehr Schäden als von den Reparaturmechanismen neutralisiert werden können. Dieses Ungleichgewicht zwischen Radikalbelastung und antioxidativen Schutzmechanismen und Reparaturmechanismen führt zu Krankheiten.

Erfreulicherweise läßt sich die Höhe der Spiegel an den antioxidativen Vitaminen regulieren. Einerseits kann eine Erhöhung über Ernährungsumstellung oder bewußtere Ernährung erfolgen, andererseits über die regelmäßige Einnahme einer Antioxidanzienmischung. Besonders bei chronischen Erkrankungen, Allergien oder beruflichen Streßsituationen der vielfältigsten Art sollten Antioxidanzienmischungen als Dauerpräparat eingenommen werden. Empfehlung: 1–2 Kapseln täglich von Switamin AntiOx einnehmen.

Ernährungsumstellung

Antioxidanzienmischung

Empfehlung

Ernährung – die Basis für eine gute Grundgesundheit

Wie zu Anfang schon erwähnt wurde, benötigt der Mensch eine ganze Reihe von essentiellen Nährstoffen. Diese müssen mit der Nahrung aufgenommen werden, zu ihnen gehören Vitamine, Mineralstoffe und Spurenelemente. Wenn diese Stoffe nicht in ausreichender Menge aufgenommen werden, kommt es zu charakteristischen Mangelerscheinungen mit den entsprechenden Stoffwechselstörungen.

Vitamine, Mineralstoffe und Spurenelemente sind lebensnotwendig, der Mensch ist auf die Aufnahme in der Nahrung angewiesen. Lediglich Vitamin D wird normalerweise vom Erwachsenen mit Hilfe der Sonnenbestrahlung in ausreichender Menge produziert. Auch Vitamin K nimmt eine Sonderstellung ein, es ist in grünem Gemüse und in Früchten enthalten und wird außerdem über die Darmflora gebildet, so daß der Mensch normalerweise keinen Mangel hat.

Der Bedarf an Vitaminen, Mineralstoffen und Spurenelementen unterliegt Schwankungen durch persönliche Belastungen, körperliche Aktivität, falsche Ernährung und Schwangerschaft, um nur einige Punkte zu nennen.

Damit man möglichst alle Biostoffe in ausreichender Menge aufnimmt, sollte man seine Ernährung möglichst abwechslungsreich gestalten.

Es gibt einige generelle Grundregeln, nach denen man seine Ernährung umstellen sollte. So kann gesagt werden, daß in den westlichen Industrienationen weniger Fleisch und Wurst und mehr Obst und Gemüse gegessen werden sollte. Am sinnvollsten ist eine optimierte Mischkost, d. h., man kann alles essen, sollte allerdings Süßigkeiten, Alkohol und fettreiche Nahrungsmittel meiden.

Durch eine ausgewogene Ernährung kann man viel erreichen. Man stärkt das Immunsystem, beugt vorzeitigen Alterserscheinungen und Krankheiten vor und erhält sich seine Aktivität und Lebensfreude!

Gesunde Ernährung

Bei den beiden häufigsten Krankheiten, den Herz-Kreislauf-Erkrankungen und Krebserkrankungen, geht man heutzutage davon aus, daß das Risiko zu einem sehr großen Teil von äußeren, beeinflußbaren Faktoren abhängt. Durch umfangreiche epidemiologische und ernährungswissenschaftliche Studien wurde belegt, daß eine falsche Ernährung einer der wichtigsten Einflußfaktoren für die Entstehung von Herz-Kreislauf-Erkrankungen und von Krebs ist. Wenn man nun noch Leberzirrhose und Diabetes mellitus in die Betrachtung miteinbezieht, kann gesagt werden, daß ohne Zweifel ungünstige Ernährungsformen für den weitaus größten Anteil an vorzeitigen Todesfällen verantwortlich zeichnen!
Durch eine ausgewogene Ernährung und eine gesunde Lebensweise, also durch den Verzicht auf Rauchen und Alkohol, und durch eine sportliche Betätigung kann man das Risiko für diese Erkrankungen deutlich verringern.

Zubereitungsverluste vermeiden

In unseren Nahrungsmitteln sind glücklicherweise sehr viele der wichtigen Biosubstanzen enthalten. Leider führen die heutigen Lebens- und Ernährungsgewohnheiten jedoch dazu, daß viele der wirksamen Biohelfer geschädigt werden. Daher werden im folgenden einige Tips aufgeführt, wie der Nährstoffgehalt unserer Nahrungsmittel erhalten werden kann.
Abgesehen von den Vitaminen und Mineralstoffen gibt es noch die *sekundären Pflanzenstoffe,* von denen man weiß, daß sie vor Krebs und vielen anderen Erkankungen schützen. Durch einige einfache Grundregeln kann man den Verlust an diesen wichtigen Nahrungsbestandteilen minimieren.
Die meisten wichtigen Nährstoffe, besonders Vitamine, werden durch extreme pH-Werte, durch zuviel Licht und durch Hitze geschädigt.
Natürlich verlieren antioxidative Vitamine ihre Wirksamkeit gegen freie Radikale auch, wenn man sie direkt dem Sauerstoff aussetzt. Deshalb sollte man die in Obst und Gemüse enthaltenen antioxidativen Vitamine dadurch schützen, daß man das Obst und Gemüse in Vakuumverpackungen aufbewahrt.
Da durch hohe Umgebungstemperaturen die Zersetzung schneller fortschreitet, sollte man Obst, Gemüse und andere Lebensmittel grundsätzlich im Kühlschrank in Frischhaltefolien aufbewahren. Hier bleiben sie länger frisch und verderben nicht so schnell. Auch das Einfrieren ist eine

relativ schonende Möglichkeit, um Lebensmittel, auch Obst und Gemüse, eine Weile frisch zu halten. Durch sofortiges Einfrieren werden meist mehr Vitamine erhalten als beim mehrtägigen Lagern im Kühlschrank.
Viele Biostoffe sind sehr empfindlich gegenüber Sauerstoff (besonders natürlich die antioxidativen Vitamine), alkalischen Substanzen, wie z. B. Backpulver, Kupfer und Eisen. Durch Verarbeitungsvorgänge wie Schälen, Waschen, Putzen und Zerteilen wird der Vitaminverlust weiter begünstigt, da einerseits die Angriffsfläche für Sauerstoff vergrößert wird. Außerdem werden Vitamine durch Wasser ausgewaschen.
Obst, Gemüse und andere Nahrungsmittel sollte man dämpfen, pfannenrühren oder garen.
Da viele Biostoffe wasserlöslich sind, also durch das Kochwasser ausgewaschen werden, gilt auch hier, daß man zum Kochen möglichst wenig Wasser benutzen sollte. Wenn man die vitamin-C-reichen Nahrungsmittel nämlich mit zuviel Wasser kocht, können ein bis zwei Drittel des enthaltenen Vitamin C ausgewaschen werden. Auch das Warmhalten oder Aufwärmen verringert den Vitamin-C-Gehalt.
Beim Lagern und beim Transport der Lebensmittel vom Erzeuger zum Endverbraucher treten bereits große Verluste an Nährstoffen auf.
Um unnötige Vitaminverluste zu vermeiden, seien an dieser Stelle die Grundregeln für eine vitaminschonende Küchentechnik in der Zusammenfassung genannt:

- Obst und Gemüse nicht zu lange lagern, sondern möglichst schnell verbrauchen.
- Wenn Obst oder Gemüse dennoch gelagert werden muß, sollte es in verschlossenen Behältern luftdicht und kühl aufbewahrt werden.
- Obst und Gemüse, das schon alt, also welk ist, nicht einkaufen.
- Wasser laugt die Vitamine aus, also nicht zu lange waschen.
- Unnötiges Zerkleinern, Schälen, Putzen usw. vermeiden, da sonst die Angriffsfläche für Sauerstoff vergrößert wird, der die Vitamine zerstört. Aus dem gleichen Grund sollten keine Produkte gekauft werden, die schon zerteilt sind.
- Möglichst schonend und mit wenig Wasser garen, nicht zu lange kochen.
- Grillen vermeiden.
- Kochflüssigkeit trinken oder verarbeiten.
- Fertige Gemüsegerichte sollten möglichst nicht wieder aufgewärmt werden. Auch längeres Warmhalten ist schädlich.
- Anstatt Obst und Gemüse lange im Kühlschrank zu lagern, ist es empfehlenswerter, lieber gleich Tiefkühlkost zu kaufen. Tiefgefrieren ist relativ schonend.

Orthomolekulare Medizin

Aus dem Wissen um die Nährstoffsituation ist die orthomolekulare Medizin entstanden. Sie befaßt sich ausschließlich mit Substanzen, die natürlicherweise im menschlichen Organismus vorhanden sind, sowie mit der Zufuhr natürlicher Substanzen, auf die der menschliche Organismus angewiesen ist. Das sind beispielsweise Vitamine, Antioxidanzien, Mineralstoffe, Spurenelemente, Fettsäuren, Aminosäuren. Auch im menschlichen Organismus vorkommende Enzyme gehören in den Bereich dieser Medizin.

Das Prinzip dieser Medizin ist sehr einfach: Jeder Körper hat einen Bedarf an lebenswichtigen Nährstoffen. Dieser Bedarf muß gedeckt werden, damit der Mensch gesund bleibt oder von Erkrankungen geheilt oder gebessert werden kann.

Der Mensch braucht etwa 45 verschiedene Nährstoffe. Werden diese nicht durch die Ernährung abgedeckt, so kommt es zu Mangelerscheinungen. Der Körper versucht oft, dies auszugleichen, was ihm jedoch nur in bestimmten Grenzen gelingt (Raucher oder hohe Umweltbelastung führen zu einem erhöhten Vitaminbedarf).

Jeder Nährstoffmangel kann früher oder später zu einer Krankheit führen. Früher glaubte ich, die Menschen müßten in unserer Zeit in der Lage sein, durch ihre Ernährung den Bedarf ihrer Nährstoffe zu decken. Immer mehr mußte ich in der Praxis feststellen, daß gerade in einem Land, in dem es keinen Lebensmittelmangel gibt, sich doch nur wenige bearfsgerecht ernähren. Sicher spielen hier einige Faktoren, nicht zu vergessen eine total veränderte Umwelt, eine große Rolle.

Nachdem ich in meiner Praxis die orthomolekulare Nährstofftherapie mit in die Therapie eingearbeitet hatte, konnte ich in vielen Situationen eine wesentliche Verbesserung der Befindlichkeit feststellen. Ich verstehe die orthomolekulare Medizin keinesfalls als eine Monotherapie, sondem als Ergänzung zu Schul- und Komplementärmedizin. Sie ist in der Lage, Krankheiten zu heilen sowie die Gesundheit und Leistungs-

fähigkeit zu verbessern, sie bekämpft ganzheitlich die Ursachen anstatt Symptome.
Aufmerksam wurde ich auf diese Therapieform auf Lehrgängen in der Schweiz, besonders auf die Arbeit von Dr. Lothar Burgerstein. Auslöser für die Entwicklung von Dr. Burgerstein war ein Autounfall und seine eigenen positiven Erfahrungen mit der orthomolekularen Medizin. Er gründete eine Gesellschaft, welche sich mit der Herstellung hochwertiger orthomolekularer Nährstoffpräparate befaßt. Es mag sicher viele gute Präparate geben, aber in unsere Praxis haben sich die Burgerstein-Präparate sehr bewährt.

Info über Burgerstein-Präparate:

Deutschland:
Medizintechnik
Ingrid Mohr GbR
Rheingaustrasse 47
D-65375 Oestrich-Winkel
Tel. 06723 4443, Fax 06723 7730
E-Mail: Mohr_Paul@t-online.de

Für die Schweiz und Ausland:
Burgerstein BV
Beratungsbüro Schweiz
Tel. 0041 1771 77 14, Fax 0041 1715 35 11
Info@switamin.com, Online Shop: www.switamin.com

PaMo Präparate
Hersteller: Bindergaß Apotheke
Bindergasse 22
D-90403 Nürnberg
Tel. 0911 209097, Fax 0911 2418716
Erhältlich in allen Apotheken

Autor:
Naturheilpraxis Paul Mohr
Rheingaustraße 47
D-65375 Oestrich-Winkel
Tel. 06723 4443, Fax 06723 7730
E-Mail: Mohr_Paul@t-online.de

Glossar

Acetylsalizylsäure: hemmt die Verklumpung der Blutplättchen (Thrombozyten-Aggregation) und damit die Blutgerinnung; besser bekannt als Wirkstoff von Aspirin.

Aggregation: Zusammenballung, Anhäufung, Klumpenbildung, z. B. von Blutplättchen (Thrombozyten).

Antibiotika: Substanzen, die von bestimmten Mikroorganismen produziert werden und andere Mikroorganismen abtöten. Durch eine Antibiotikabehandlung wird die physiologische Darmflora zerstört, so daß sie wieder regeneriert werden muß. Nach einer Antibiotikatherapie sollte man Präparate zuführen, die vermehrungsfähige Lactobazillen und physiologisch vorkommende E.-coli-Bakterien enthalten, die so verkapselt sind, daß sie nicht vom Magensaft oder der Immunabwehr ausgeschaltet werden, bevor sie im Darm ankommen (z. B. Symbioflor, Mutaflor, Omniflor).

Antigene: körperfremde Substanzen, die das Immunsystem nach parenteraler Aufnahme in den Organismus zur Bildung von Antikörpern anregen (Auslösung einer Immunantwort). Die gebildeten Antikörper reagieren dann mit den Antigenen. Obwohl unsere Nahrung eine Vielzahl von Antigenen enthält, verursachen diese normalerweise keine Antikörperbildung, weil die in der Nahrung enthaltenen Antigene vorher im Magen-Darm-Trakt verdaut werden. Wenn die Antigene jedoch parenteral, also unter Umgehung des Verdauungstrakts, z. B. durch die Infektion einer Wunde, aufgenommen werden, wird eine Immunreaktion ausgelöst.
Als Antigene können bestimmte chemische Stoffklassen, wie Proteine, Nukleinsäuren, Polysaccharide, und Oberflächenstrukturen von Bakterien, Viren, Pflanzen (Pollen) und Staubteilchen wirken.

Antikoagulanzien: gerinnungshemmende Medikamente, die bei bestimmten Herz- und Gefäßkrankheiten die Entstehung und Verschleppung von Blutgerinnseln verhindern sollen.

Antikonvulsiva: (= Antiepileptika): Pharmaka, die Häufigkeit und Stärke von Krämpfen reduzieren.

Antioxidanzien: Substanzen, die die gesundheitsschädliche Wirkung der freien Radikale entschärfen; auch als Radikalfänger bezeichnet.

Antiphlogistika: entzündungshemmende Medikamente.

Atrophie: allg. Abmagerung bei chronischen Ernährungsstörungen oder zehrenden Erkrankungen; Verkleinerung von Organen bzw. Organteilen, die vorher größer waren.

Biokatalysatoren: Enzyme, die in biologischen Systemen chemische Reaktionen ermöglichen, also katalytisch wirksam sind.

Body Mass Index: gebräuchliche Methode, um Übergewicht festzustellen; Körpergewicht in kg geteilt durch Körpergröße in m zum Quadrat; normal: BMI = 20–24,9 kg/m^2.

Cholesterin: ein Grundbaustein der Zellmembranen, der Steroidhormone und der Gallensäuren. Daher wird es auch in der Leber synthetisiert. Cholesterin wird darüber hinaus jedoch auch über die Nahrung aufgenommen. Es ist nur in tierischen Produkten enthalten und besonders reichhaltig in fettreichen Lebensmitteln vertreten.

Ekzem: Hautausschlag.

Embolie: plötzlicher Verschluß eines Blutgefäßes durch ein Blutgerinnsel; oft werden Blutgerinnsel durch die Blutströmung verschleppt, bis sie in zu engen Gefäßen stecken bleiben; eine Lungenembolie ist lebensgefährlich.

Endothel: innere Zellschicht der Arterienwand.

Enterokinase (Enteropeptidase): eiweißspaltendes Enzym im Darmsaft, das aus Trypsinogen unter Abspaltung eines Hexapeptids Trypsin bildet und damit die proteolytischen Pankreasenzyme aktiviert. Ein autosomal-rezessiv erblicher Mangel ist gekennzeichnet durch chronische Durchfälle, Aszites, Ödeme, Eiweißmangeldystrophie und Wachstumsstörungen.

Enzyme: kompliziert aufgebaute organische Substanzen, die bestimmte biochemische Reaktionen katalysieren. Bislang sind etwa 2500 Enzyme bekannt; sie sind bei allen Stoffumsetzungen bei Tieren und Pflanzen beteiligt; sie werden selbst bei der Reaktion jedoch nicht verändert, sie beschleunigen jedoch die Stoffumsetzung durch Herabsetzung der Aktivierungsenergie. Früher bzeichnete man Enzyme als Fermente.

Exsikkose: Austrocknung des Körpers bei gestörter Flüssigkeitsbilanz bei mangelnder Wasseraufnahme (Verdursten), übermäßiger Schweißabgabe, länger dauerndem Erbrechen und Durchfällen. Hautveränderungen, Bluteindickung, Bewußtseinslähmung, sekundäre Herzschwäche sind die Folge. Besonders gefährlich bei Kleinkindern.

Fibrin: faserförmiger Eiweißstoff, der für die Blutgerinnung notwendig ist.

Fibrinogen: lösliche Vorstufe von Fibrin.

Fibrinolyse: die Auflösung eines Blutgerinnsels.

Fibrinolytika: Medikamente, die Blutgerinnsel auflösen.

Flatus: über den Darmausgang (Anus) entweichender Darmwind.

Freie Radikale: chemische Verbindungen, die ein ungepaartes, einzelnes Elektron in der äußeren Atomhülle haben. Besonders der ansonsten so wichtige Sauerstoff ist oft die Ausgangssubstanz für die Bildung von freien Radikalen und dann sehr reaktionsfreudig und aggressiv. Freie Radikale führen zu einer Vielzahl von unkontrollierten chemischen Reaktionen und richten einen großen Schaden an, indem sie Zellbestandteile zerstören.

Gerinnungsfaktoren: Eiweißstoffe im Blutplasma, die an dem komplexen Vorgang der Blutgerinnung beteiligt sind.

Gerinnungshemmer: Medikamente, die die Blutgerinnung hemmen, z. B. Marcumar und Heparin.

Grundumsatz: Ruheumsatz eines seit 12 Stunden nüchternen, entspannten Menschen; er setzt sich zusammen aus dem für die Lebensvorgänge der Zellen erforderlichen Grundstoffwechsel und aus der Energieproduktion für Tätigkeitsbereitschaft.

Hämatokrit: der prozentuale Anteil der korpuskulären Elemente (Blutzellen) am Vollblutvolumen; da der Hämatokrit bei bestimmten Krankheiten verändert ist, ist er eine wichtige diagnostische Kenngröße.

Hämoglobin: roter Blutfarbstoff, ist u. a. für den Sauerstofftransport verantwortlich.

Hämorrhagie: Einblutung.

Heparin: Medikament bzw. Wirkstoff, der die Gerinnungsneigung des Blutes herabsetzt; ist in Antikoagulanzien enthalten und soll die Bildung von Blutgerinnseln und damit Thrombosen verhindern (Thromboseschutz)

Immunglobuline: gehören zum Immunsystem. Immunglobuline tragen die Antikörper. Man bezeichnet sie mit Buchstaben, z. B. IgA usw.

Immunsuppresion: Hemmung der Immunabwehr; immunsupprimierende (auch immunsuppressive) Faktoren führen zu einer Verringerung der Abwehrkräfte; zu ihnen zählt man allgemein erhöhte körperliche und psychische Belastungen, wie schwere Krankheiten, Streß, Trauer, Depression, aber auch eine vermehrte UV-Strahlung oder bestimmte Medikamente und Therapieverfahren. Die bei Krebserkrankungen angewandte Strahlen- und Chemotherapie wirkt ebenfalls immunsuppressiv. Bei Transplantatempfängern wird die Immunabwehr absichtlich gehemmt, um die Transplantatabstoßung zu verhindern. Auch bei älteren Menschen oder bei bestimmten Krankheiten ist die Immunabwehr verringert.

Immunsystem: Gesamtheit der körpereigenen Abwehrprozesse. Im wesentlichen unterscheidet man das zelluläre und das humorale Immunsystem. Beide Untereinheiten beeinflussen sich jedoch gegenseitig. Die Lymphozyten sind die Hauptbestandteile des zellulären Immunsystems. Das humorale Immunsystem umfaßt vor allem die Antikörper (Immunglobuline).

Immunkomplexe: Wenn Fremdkörper, Viren und Bakterien in den Organismus eindringen, werden sie von Antikörpern (Immunglobulinen) unschädlich gemacht. Dazu verbinden sich die Antikörper mit den Fremdstoffen (die als sog. Antigene wirken) zu Antigen-Antikörper-Komplexen, diese nennt man auch Immunkomplexe. Wenn zu viele dieser Immunkomplexe auftreten, können sie die Immunabwehr hemmen, den Heilungsablauf stören und zu einer Schädigung von Gefäßen und Geweben führen. Durch Enzympräparate können die Immunkomplexe aufgelöst werden.

Katalysator: Katalysatoren haben die Eigenschaft, chemische Reaktionen in Gang zu setzen und zu unterhalten, ohne daß sie dabei verbraucht oder verändert werden. Sie nehmen selbst an der Reaktion nicht teil und gehen unverändert aus ihr hervor. Sie setzen die Aktivierungsenergie einer Reaktion herab. Enzyme bezeichnet man auch als Biokatalysatoren.

Komplement: besteht aus mindestens neun verschiedenen Proteinen im Blutplasma, die enzymatische Aktivität besitzen und in Zusammenarbeit mit dem Immunsystem Fremdzellen angreifen und durch Auflösung der Zellmembran vernichten.

Kontraindikation: bestimmte Medikamente oder Therapieverfahren dürfen nicht angewendet werden; Gegenanzeige.

Krampfader: erweiterte Vene.

Lumen: lichte Weite, Gefäßlichtung, der Innenraum der Blutgefäße.

Lungenembolie: Gefäßverschluß; Verschluß eines Lungengefäßes durch Blutgerinnsel; das Blutgerinnsel wird meist aus einer Beinvenenthrombose verschleppt.

Lymphgefäßsystem: setzt sich aus den Lymphknoten und den Lymphgefäßen zusammen; hat die Aufgabe, die Filterung und den Abtransport der Lymphflüssigkeit sicherzustellen; in den Lymphknoten werden die weißen Blutkörperchen (Lymphozyten) gebildet, die an der Immunabwehr beteiligt sind.

Lymphödem: Schwellung einer Extremität, die durch eine Störung des Abtransports von Lymphflüssigkeit verursacht wird.

Lymphozyten: weiße Blutkörperchen; sind maßgeblich an der Immunabwehr beteiligt.

Makrophagen: gehören zu den weißen Blutkörperchen und werden auch als Freßzellen bezeichnet. Man könnte sie als Müllmänner und Abfangjäger des Immunsystems bezeichnen. Sie haben im Blut und Gewebe die Aufgabe, eindringende Bakterien und Fremdkörper, aber auch entstehende Krebszellen zu vernichten und zu verschlingen.

Mutation: Veränderungen im Erbgut, also dem genetischen Programm der Zellen, welches in der DNS gespeichert ist, führen zu einer leicht veränderten Zelle. Diese Mutationen werden nach der Zellteilung auch an die Tochterzellen weitergegeben. Ausgelöst werden Mutationen durch ionisierende Strahlung und durch bestimmte Chemikalien.

Myokard: Herzmuskel.

Myokardinfarkt: Infarkt des Herzmuskels, Herzinfarkt.

Nährstoffdichte: Verhältnis von essentiellen Nährstoffen zu Energie in den Nahrungsmitteln; allgemein heutzutage wichtig, da wegen der geringen körperlichen Aktivität ein geringer Energiebedarf vorliegt. Auch bei älteren Menschen von großer Bedeutung.

Ödem: Ansammlung von Gewebswasser; Flüssigkeitsansammlung z. B. in den Beinen; Wassereinlagerung.

Parästhesie: qualitative Sensibilitätsstörung (Kribbeln, Ameisenlaufen, pelziges Gefühl, »Einschlafen« von Gliedmaßen) bei leichten Nervenschäden oder Vorstadium von Sensibilitätsausfällen.

Phlebitis: oberflächliche Venenentzündung.

Phlebödem: Ödem bei Erkrankungen der Venen.

Plaque: Ablagerungen auf der Innenwand eines Blutgefäßes.

Ulcus, Ulcera: Geschwür, Geschwüre.

Varikose, Varikosis: Krampfaderleiden.

Varize: Krampfader.

Viskosität: Reibung, die bei der Bewegung von Flüssigkeit in einem Blutgefäß an der Gefäßwand und innerhalb der Flüssigkeit auftritt. Es gilt folgende Gesetzmäßigkeit: Bei Verringerung der Flüssigkeitsbewegung, also einer Strömungsverlangsamung, steigt die Viskosität (Gleitreibung); mit Zunahme der Fließgeschwindigkeit nimmt die Viskosität ab.

Literaturverzeichnis

Biesalski, Konrad et. al. (1999): *Ernährungsmedizin.* Thieme-Verlag, Stuttgart, New York.

Burgerstein, Lothar (1997): *Burgersteins Handbuch Nährstoffe – Prävention und Therapie.* 8. Auflage bearbeitet und erweitert von Michael Zimmermann, Hugo Schurgast, Uli P. Burgerstein. Karl F. Haug Verlag, Heidelberg.

Cooper, Kenneth H. (1998): *Gesundheitsfaktor Ernährung.* BLV Verlagsgesellschaft, München, Wien, Zürich.

Elmadfa, Ibrahim & Claus Leitzmann (1990): *Ernährung des Menschen.* 2. überarbeitete Auflage. Verlag Eugen Ulmer, Stuttgart.

Ellrott, Thomas & Volker Pudel (1997): *Adipositastherapie. Aktuelle Perspektiven.* Thieme-Verlag, Stuttgart, New York.

Huth, Karl & Reinhold Kluthe, Hrsg. (1986): *Lehrbuch der Ernährungstherapie.* Thieme-Verlag, Stuttgart, New York.

Kasper, Heinrich (2000): *Ernährungsmedizin und Diätetik.* 9. Auflage, Urban & Fischer, München, Jena.

Mohr, Paul (1999): *Leben mit gesundem Darm.* Jopp Verlag bei Oesch Verlag, Zürich und Wiesbaden.

Referenzwerte für die Nährstoffzufuhr (2000). Hrsg: Arbeitsgruppe der Deutschen Gesellschaft für Ernährung, der Österreichischen Gesellschaft für Ernährung, Schweizerische Gesellschaft für Ernährungsforschung und Schweizerische Gesellschaft für Ernährung (DACH), 1. Auflage, Umschau, Braus, Frankfurt am Main.

Voges, Stefan R. (1997): *Antioxidanzien gegen freie Radikale.* Jopp Verlag bei Oesch Verlag, Zürich und Wiesbaden.

Meine eigenen Erfahrungen

Meine eigenen Erfahrungen

Meine eigenen Erfahrungen